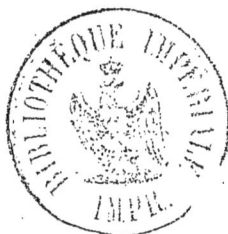

MÉMOIRE

SUR

LES TUMEURS DES GENCIVES

CONNUES SOUS LE NOM D'ÉPULIES.

OUVRAGES DU MÊME AUTEUR
QUI SE TROUVENT CHEZ LES MÊMES LIBRAIRES.

Chirurgie.

Chirurgie navale, ou Études cliniques sur les maladies chirurgicales que l'on observe le plus communément à bord des bâtiments de guerre. — Un vol. in-8° de 320 pages. Paris et Montpellier, 1853. — (*Épuisé.*)

Mémoire sur les luxations des cartilages costaux. — Br. in-8° de 50 pages. Paris et Montpellier, 1854. . . . . 1 fr. 50 c.

Des fluxions au point de vue chirurgical. *Thèse de concours* pour l'agrégation en chirurgie.—Un vol. in-8° de 154 pag. Montpellier, 1855. 2 f. 50

Mémoire sur les fractures des membres par armes à feu, suivi d'observations pour servir à l'histoire des blessures par armes de guerre. — Un vol. in-8° de 148 pages. Montpellier, 1856 . . . . 2 fr. 50 c.

Du microscope, au point de vue de ses applications à la connaissance et au traitement des maladies chirurgicales. *Thèse de concours* pour l'agrégation en chirurgie.— Un vol in-8° de 148 pag. Montpellier, 1857. 2 f. 50

Du goître et du crétinisme, à l'occasion du Rapport de la Commission créée par S. M. le roi de Sardaigne, pour étudier le crétinisme. — Br. in-8° de 28 pages. Montpellier, 1851. . . . . 1 fr.

De la rigidité du col de l'utérus dans les cas d'éclampsie, avant ou pendant l'accouchement, et du traitement qui lui convient.—Br. in-8° de 24 pag. Paris, 1852. . . . . 1 fr.

Du traitement de la pourriture d'hôpital au moyen des applications topiques de teinture d'iode. — Br. in-8°. Montpellier, 1856. . . . . 1 fr.

Médecine.

Essai d'une climatologie médicale de Montévidéo et de la République orientale de l'Uruguay (Amérique du Sud). *Thèse pour le doctorat en médecine.* — Un vol. in-8° de 164 pages. Montpellier, 1851. . 2 fr. 50 c.

Note sur les conditions sanitaires des possessions de la France au Gabon. — Br. in-8° de 38 pages. Montpellier, 1847. — (*Épuisé.*)

Recherches d'hydrographie médicale. — Br. in-8° de 51 pages. Montpellier, 1851. . . . . 1 fr. 25 c.

Observations sur le priapisme et l'impuissance. — Br. in-8° de 15 pages. Montpellier, 1851. . . . . 1 fr.

Lettre sur l'anatomisme et le vitalisme, adressée à M. le docteur Amédée Latour, rédacteur en chef de l'*Union médicale.* — Br. in-8° de 16 pages. Montpellier, 1851. . . . . 1 fr.

Notice historique, topographique et médicale sur les bains de mer de Palavas, près Montpellier (Hérault). — Br. in-8° de 51 pages. Montpellier, 1851. . . . . 1 fr. 25 c.

Observation clinique suivie de réflexions sur un cas de paralysie musculaire atrophique, guérie par l'usage de l'électricité et des eaux minérales de Balaruc. — Br. in-8° de 32 pages. Montpellier, 1854. . . . . 1 fr.

La REVUE THÉRAPEUTIQUE DU MIDI, *Gazette médicale de Montpellier*, paraissant, depuis 1850, deux fois par mois, le 15 et le 30, par livraisons de deux feuilles in-8°. — Prix de l'abonnement annuel : 10 fr.

Montpellier. — J.-A. DUMAS, imprimeur, place de l'Observatoire, 5.

MÉMOIRE

SUR LES

TUMEURS DES GENCIVES

CONNUES

SOUS LE NOM D'ÉPULIES

PAR

Le Docteur L. SAUREL,

Professeur Agrégé à la Faculté de médecine de Montpellier, ancien Chi-rurgien de la marine militaire, Membre titulaire de l'Académie des Sciences et Lettres de Montpellier, Membre correspondant de l'Académie royale de Médecine de Madrid, de la Société de Chirurgie de Paris, des Sociétés de Médecine d'Anvers, de Bordeaux, de Bruges, de Bruxelles, de Gand, de Marseille, de Nîmes, de Paris, de Poitiers; Rédacteur en chef de la *Revue thérapeutique du Midi*, etc.

A PARIS,

CHEZ J.-B. BAILLIÈRE ET FILS,

Libraires de l'Académie impériale de médecine,

rue Hautefeuille, 19.

A MONTPELLIER,

CHEZ J.-A. PATRAS, LIBRAIRE,

rue du Gouvernement et Grand'Rue, 1.

—

1858.

MÉMOIRE

SUR

LES TUMEURS DES GENCIVES,

CONNUES

SOUS LE NOM D'*ÉPULIES*.

Deux malades atteints d'épulie ayant été soumis à mon observation, pendant les années 1853 et 1856, j'ai été naturellement conduit à faire quelques recherches sur la nature et sur le traitement de cette maladie.

Quoique les tumeurs des gencives soient connues depuis longtemps, et qu'elles ne paraissent pas fort rares, les ouvrages de chirurgie et les recueils périodiques n'en renferment cependant qu'un très-petit nombre d'exemples. J'utiliserai de mon mieux ceux que je possède, pour tracer une monographie de l'*épulie*.

Mon travail se compose de trois parties :

Dans la première, j'indique les principaux travaux publiés sur les tumeurs des gencives et fais connaître l'état actuel de la science sur ce sujet. Malgré les nombreuses recherches auxquelles je me suis livré et le grand nombre d'ouvrages que j'ai consultés, je n'ai pas la prétention d'avoir cité tous ceux où il est question de l'épulie. Plusieurs peut-être ont échappé à mes recherches ; mais je n'ai pas lieu de croire qu'ils renferment des documents d'une grande importance.

La deuxième partie contient l'exposition des faits d'épulie que j'ai découverts dans les auteurs et les journaux de médecine, et de ceux qui me sont propres. Des réflexions critiques, relatives à chacun de ces faits, servent à établir leur nature et à fixer les analogies et les différences qui existent entre eux.

La troisième partie renferme l'histoire pathologique de l'épulie, déduite de tous les faits et de tous les documents que j'ai eus à ma disposition. J'y étudie avec détail les causes, les caractères physiques et cliniques, la structure, les symptômes, la marche, les terminaisons, le diagnostic, le pronostic et le traitement de ces tumeurs. En un mot, je me suis efforcé d'écrire un chapitre important, qui a manqué jusqu'ici dans tous les traités de pathologie chirurgicale.

L'avenir dira si mon but a été atteint !

CHAPITRE PREMIER.

A. Paré est peut-être le premier auteur qui ait fourni une description un peu exacte de l'épulie. Le chapitre qu'il consacre à cette maladie, aussi remarquable par sa vérité que par sa concision, mérite d'être reproduit intégralement.

« Épulis, dit-il, est vne excroissance de chair, qui se
» fait aux genciues entre les dents, qui péu à peu croist,
» quelquesfois de la grosseur d'un œuf ou plus, de façon
» qu'elle garde de parler et de mascher, iettant vne humi-
» dité saliueuse d'odeur fétide ; et souuent se tourne en
» chancre, ce que l'on cognoistra par la douleur, chaleur
» et autres accidens : et lors n'y faut toucher par l'œuure
» de main. Mais à celle qui n'est douloureuse, on la pourra
» extirper, ce qui se fera en la liant et serrant auec vn
» fil double, iusques à ce qu'elle tombe ; puis estant
» cheute, faut cauterizer sa racine, ou autrement reuien-
» droit, auec vn cautere cannulé dessus escrit, ou auec
» vn potentiel, comme huile de vitriol, ou eau forte, si
» proprement appliqué, qu'il ne fasse lesion aux parties
» saines. I'en ay amputé, qui estoient si grosses, que
» parties d'icelles sortoit hors la bouche : qui rendoit le
» malade fort hideux à voir, et iamais aucun Chirurgien
» n'en auoit osé entreprendre la guarison, à cause que
» ladite excroissance estoit de couleur liuide ; et ie consi-
» dérois, outre ceste liuidité, qu'elle n'auoit point ou peu
» de sentiment : donc ie pris la hardiesse de la couper,
» puis cauterizer, et le malade fut entierement guary, non
» toutesfois à vne seule fois, mais à plusieurs, à cause

» qu'elle repulluloit, combien que ie l'eusse cauterisée. Et
» qui en estoit cause, c'estoit vne petite portion de l'os de
» l'aluéole, où sont inserées les dents, qui estoit alteré
» et pourry. I'en ay souuentesfois trouué, qui par longue
» espace de temps s'estoient dégenerées en cartilages,
» voire en l'os : et partant le plustost qu'il sera possible on
» viendra à la curation. Car, lorsqu'elles sont petites et
» non enracinées, sont plus faciles à curer, d'autant qu'on
» trouue seulement un humeur glaireux dedans, qui petit
» à petit s'endurcit, et les rend très-difficiles à curer (1). »

Il est impossible de donner en quelques lignes une description plus exacte de la maladie qui nous occupe. En
effet, presque toutes les espèces ou variétés d'épulies
admises par les auteurs de nos jours s'y trouvent signalées,
de même que les dangers qu'entraînent quelques-unes
d'entre elles. Une seule chose est à reprendre : c'est le
conseil de ne pas toucher à celles de ces tumeurs qui sont
cancéreuses ; mais, en cela, Paré ne faisait que partager
une opinion généralement admise par ses prédécesseurs
et ses contemporains : on ne peut donc lui en faire un
sérieux reproche.

Les *Mémoires de l'Académie de chirurgie*, qui renferment
tant de travaux intéressants, contiennent un seul mémoire
relatif à l'épulie. Cet article, intitulé *Excroissance fongueuse
des gencives*, se compose de six observations, dont cinq
sont empruntées à divers auteurs anciens, et qui toutes
laissent beaucoup à désirer, sous le rapport de la nature
des tumeurs et de leur structure. La doctrine d'A. Paré,
relativement au traitement, est celle qui est adoptée par
l'Académie de chirurgie.

Antérieurement et depuis lors, divers auteurs, tels que
Manget, Jourdan, Desault, etc., ont rapporté des observations de tumeurs des gencives, mais sans en faire une
étude particulière.

_____

(1) *Les Œuvres d'Ambroise Paré*, etc. 12ᵉ édition. Lyon, 1664, p. 188.

Un auteur dont l'ouvrage mériterait d'être lu et consulté, beaucoup plus qu'il ne l'est en réalité, Léveillé, a
donné, sous le titre d'*Ostéosarcome, ou fongus des mâchoires*,
une description des tumeurs des gencives, dont je vais
extraire quelques passages.

« Une excroissance rouge, dit-il, fait saillie sur la membrane qui revêt les alvéoles, est indolente, immobile,
rarement molle et fongueuse, plus souvent dure, rénitente,
calleuse ou cartilaginiforme.... Rarement elle dégénère en
cancer, sans doute parce que le malade succombe trop tôt
aux incommodités dont il est tourmenté. Cette tumeur est
toujours avec altération de l'os, dans le parenchyme du-
quel elle a son siége...,... L'ouverture des cadavres ne
montre qu'une substance homogène, dure, lardacée, commune aux gencives, au tissu cellulaire, aux muscles, aux
os, et dans laquelle les dents, à peine visibles par leur
couronne, sont mobiles, vacillantes et à peine cariées.
Cette autopsie porte à conclure que le siége primitif de
cette lésion organique est dans le parenchyme de l'os,
dont les fonctions nutritives ne sont plus régulières, et
dans lequel l'assimilation calcaire n'a plus lieu (1). »

Il est évident, à mes yeux, que l'auteur que je viens
de citer a confondu, dans une même description, deux
maladies distinctes. Ainsi, après avoir décrit la forme, le
volume et la couleur des tumeurs des gencives, et exposé
les nombreux accidents qu'elles peuvent entraîner lorsqu'elles ont acquis un grand volume et qu'elles se sont
ulcérées, il ajoute : « A la mâchoire supérieure, ces fongus
procèdent quelquefois de dedans en dehors du sinus maxillaire », et il donne une description, fort exacte d'ailleurs,
de ces dernières. Léveillé a encore le tort de rapporter
à une seule espèce et à une même origine toutes les

---

(1) *Nouvelle doctrine chirurgicale, ou Traité complet de pathologie, de
thérapeutique et d'opérations chirurgicales*, par J.-B.-F. Léveillé. Paris,
1812. — T. IV, p. 305.

épulies, et cela malgré l'observation qui lui avait démontré que certaines de ces tumeurs sont superficielles, dures, indolentes, et qu'elles peuvent succéder à des causes locales. Quoi qu'il en soit, ce chirurgien a eu le mérite d'insister sur la forme d'épulie la plus grave, et qui nécessite impérieusement l'intervention du chirurgien.

Richerand mentionne à peine la maladie qui nous occupe. Quant à Boyer, il n'a décrit, dans son *Traité des maladies chirurgicales*, que les deux formes les plus simples de l'épulie : les unes, dit-il, sont lisses et unies à leur surface ; les autres ont des gerçures, des crevasses et des ulcérations, d'où découle une sanie puante. Il ne dit rien de la composition ni de la structure intime de ces tumeurs, qu'il paraît considérer comme généralement bénignes.

L'auteur de l'article *Épulie*, du *Dictionnaire des sciences médicales*, commence par distinguer le *sclérosarcome*, ou sarcome du maxillaire, des tumeurs des gencives ou épulies ; et il établit ensuite cinq variétés de cette dernière maladie, savoir : 1° l'épulie simple, sans altération des gencives ; 2° l'épulie cartilagineuse ; 3° l'épulie suite de parulie, occasionnée par la carie d'une ou plusieurs dents ; 4° l'épulie avec carie de l'os maxillaire ; 5° l'épulie produite par la nécrose de l'os maxillaire. Cette classification, tout à fait arbitraire, ne me paraît pas même justifiée par les faits que l'auteur a rapportés à son appui. En effet, dans la première observation, intitulée *épulie simple*, il n'y a point de renseignements sur la nature de la tumeur, qui n'a pas même été enlevée. Pour la troisième, intitulée *épulie cartilagineuse*, il n'est rien dit des causes qui ont pu lui donner naissance, et on se contente de dire que la tumeur était cartilagineuse. Enfin, pour la quatrième et la cinquième observation, que je transcrirai plus tard, et qui sont attribuées, l'une à la carie, l'autre à la nécrose du maxillaire, il n'est absolument rien dit de la structure des tumeurs.

M. Bégin, dans le *Dictionnaire de médecine et de chirurgie*

pratiques, paraît admettre deux variétés distinctes d'épulie. « La texture des tumeurs qui nous occupent, dit-il,
est ordinairement molle, spongieuse, vasculaire. Elles se
gonflent et se durcissent sous l'influence des excitations
buccales, puis s'affaissent et perdent de leur volume,
lorsque le sang cesse d'être appelé dans leur tissu. D'autres fois, elles sont dures, fibreuses, incompressibles,
composées d'un tissu serré, peu vasculaire, à lames résistantes et entrecoupées dans toutes les directions. J'ai enlevé tout récemment une tumeur de ce genre, placée au-
dessus de la canine et de la petite molaire de la mâchoire
supérieure du côté droit. Elle était globuleuse, avait le
volume d'une petite noix, et contenait à son centre un
noyau osseux très-compacte; le reste de sa substance présentait une matière fibro-cartilagineuse. »

Marjolin et A. Bérard, auteurs de l'article *Gencives* (*maladies*) du *Dictionnaire de médecine*, en admettent trois espèces distinctes. Les unes, disent-ils, sont molles, fongueuses, indolentes; elles ont la plus grande analogie avec
les fongosités que l'on voit quelquefois se former sur la
surface des ulcères atoniques et des os cariés. Elles sont
d'un rouge obscur, se déchirent et saignent avec facilité, et
sont ordinairement occasionnées par la carie ou la nécrose
d'une dent ou d'une portion du bord alvéolaire. « D'autres
épulies sont d'un tissu plus ferme, plus élastique, d'un
rouge plus vif; elles s'affaissent quand on les comprime,
reviennent promptement sur elles-mêmes quand on cesse
de les comprimer. On y sent des pulsations artérielles; ces
pulsations sont même quelquefois apparentes à la vue. Ces
tumeurs sont recouvertes par la membrane des gencives;
leur organisation *paraît être* la même que celle des tumeurs
érectiles. Tant qu'elles ne sont point entamées, elles ne
fournissent aucune espèce de suintement: si on les incise,
elles versent abondamment un sang rouge, vermeil, ar-
tériel; elles peuvent survenir à la suite de quelque con-
tusion, ou paraître sans cause connue. » Enfin on ren-

contre des épulies dures, bosselées, pâles ou d'un rouge
violet, dont les unes sont indolentes et dont les autres
sont le siége de douleurs sourdes ou d'élancements plus ou
moins vifs.

Samuel Cooper expose les causes de ces tumeurs, les
accidents qu'elles occasionnent et leur traitement; mais il
s'étend fort peu sur leur structure. « Le tissu des épulies
est, dit-il, généralement mou, spongieux et vasculaire;
mais aussi quelquefois il est dur, fibreux, incompressible,
et doué de peu de vascularité. » Il ajoute que, lorsqu'elles
sont molles et vasculaires, elles proviennent pour la plupart de la gencive elle-même; tandis que celles de tissu
fibreux ou fibro-cartilagineux ont presque toujours leur
point de départ dans les alvéoles (1). Les faits que nous
rapporterons bientôt montreront que cette assertion, ainsi
formulée, est loin d'être généralement exacte, et que
Samuel Cooper ne paraît pas avoir connu la plus grave de
toutes les espèces d'épulie.

Parmi les auteurs des traités de pathologie externe les
plus récents, les uns ne disent rien des tumeurs des gencives et les autres se contentent de les mentionner. M. Nélaton seul s'y étend plus longuement; mais la description
qu'il en donne est calquée sur celle de Marjolin et A. Bérard, et il admet sans discussion les trois espèces d'épulie
décrites par ces auteurs (2).

Les auteurs du nouveau *Dictionnaire de Nysten,* MM. Littré
et Robin, admettent également et décrivent, presque dans
les mêmes termes, les trois espèces ou variétés d'épulie
de Marjolin et A. Bérard. Ils donnent ensuite, sur l'ana-
tomie pathologique de ces tumeurs, des renseignements
importants, que l'on ne trouve pas dans les ouvrages cités
ci-dessus, et que nous croyons devoir transcrire.

(1) *Traité élémentaire de pathologie chirurgicale,* par Samuel Cooper,
traduit par E. Delamarre, p. 522.
(2) *Éléments de pathologie chirurgicale,* par A. Nélaton, Paris, 1847;
T. II, p. 740.

« L'étude de la structure des tumeurs appelées *épulis* montre, disent-ils, qu'on désigne sous un même nom trois espèces de productions morbides : 1° de simples végétations, ou petites tumeurs formées autour de quelque dent cariée, etc., composées de matière amorphe, d'éléments fibro-plastiques, et d'une trame de tissu cellulaire ; 2° des tumeurs fibreuses du périoste, ayant ou non envahi l'os, ou partant seulement de la gencive ; 3° Les épulis dites érectiles ou bosselées, bleuâtres, envahissant toujours plus ou moins le maxillaire, et souvent les épulis dites cancéreuses, ont pour élément essentiel des *myéloplaxes*, élément normal des os, qui s'hypertrophie dans ce cas et se multiplie surtout ; puis des éléments fibro-plastiques, des *médullocelles*, des fibres de tissu cellulaire et des vaisseaux souvent nombreux. Ayant pour élément fondamental un élément qui existe normalement dans les os, il n'est pas étonnant que la tumeur enlevée récidive. C'est cette récidive et les caractères physiques de la tumeur qui les ont fait confondre avec le cancer. Toutefois, en général, elles ne récidivent pas lorsque l'ablation n'a pas laissé de tissu malade dans l'os. On comprend que, le point de départ du mal étant un élément de la moëlle des os, ceux-ci soient envahis par la tumeur ; mais ce qu'il y a de particulier à noter, c'est la résorption du tissu osseux devant le tissu mou qui grandit (1). »

(1) *Dictionnaire de médecine, de chirurgie, de pharmacie,* etc., de P.-H. Nysten. Dixième édition, par E. Littré et Ch. Robin ; p. 484.

CHAPITRE DEUXIÈME.

FAITS CLINIQUES.

Il est facile, en comparant entre elles les opinions des divers auteurs que je viens de citer, de reconnaître que la science est encore loin d'être fixée sur les caractères cliniques et anatomiques des diverses tumeurs des gencives, réunies sous la dénomination commune d'épulie. En effet, les uns n'y voient qu'une seule et même maladie à divers degrés; d'autres admettent seulement deux espèces; la plupart en reconnaissent trois, et il ne paraît pas douteux que, si les descriptions fournies par les divers auteurs étaient toutes exactes, on ne dût en admettre un plus grand nombre de variétés.

Désireux de m'instruire sur ce sujet, j'ai voulu, faisant abstraction des opinions peut-être préconçues des auteurs classiques, consulter par moi-même le langage des faits. En conséquence, je me suis livré à de longues et pénibles recherches dans les recueils périodiques publiés depuis le commencement de ce siècle. Mon espoir a été presque déçu, car je n'ai pu y découvrir qu'un très-petit nombre d'observations.

Ces faits sont au nombre de dix, dont la moitié seulement peuvent être considérés comme à peu près complets. En y ajoutant les cinq rapportés dans le *Dictionnaire des sciences médicales*, ceux que renferment les *Mémoires de l'Académie de chirurgie* et un qui se trouve dans les œuvres de Desault, nous avons un total de vingt et une observations, sur lesquelles six au moins sont absolument sans valeur scientifique. C'est avec ces faibles ressources, jointes aux faits qui m'appartiennent en propre, que je vais essayer de déterminer les caractères cliniques et la nature anatomique des tumeurs des gencives.

Avant tout, il me paraît nécessaire de bien délimiter mon sujet.

Je donne le nom d'*épulie*, *épulis* ou *épulide* (de ἐπι, *sur*, et οὖλον, *gencive*), à toutes les tumeurs fongueuses, vasculaires, dures ou carcinomateuses, qui, nées des gencives, du périoste alvéolo-dentaire ou des arcades alvéolaires, se sont développées dans l'intérieur de la bouche. Les exostoses, les tumeurs fibreuses, cancéreuses, ou autres, du maxillaire inférieur et des sinus maxillaires, en sont donc parfaitement distinctes.

Ainsi délimité, le genre des *épulides* renferme plusieurs espèces et variétés qui n'offrent ni les mêmes caractères ni une égale gravité.

En tête du groupe, il faut placer ces excroissances simples, mamelonnées, multiples, de la couleur et de la consistance des gencives, qui se forment assez souvent chez les personnes qui ont une mauvaise denture ou dont les gencives sont soumises à des causes fréquentes d'irritation. Le fait suivant est un exemple d'épulie simple, développée sous l'influence d'une cause locale.

Observation I.

Épulie simple de la mâchoire supérieure, causée par une dent cariée.

(Par l'Auteur.)

M. de S....., capitaine de frégate, commandant le brig de guerre *l'Alcibiade*, fut atteint, au mois de juin 1849, d'un abcès situé au-dessous de la muqueuse, à gauche du frein de la lèvre supérieure, et provoqué par une carie ancienne de la première incisive de ce côté. Une ponction avec la lancette, en donnant issue à une petite quantité de pus, parut amener en peu de jours

la guérison de cet abcès. Mais, au bout d'une quinzaine, il se
forma, sur le lieu où la ponction avait été pratiquée, une excroissance de la muqueuse gengivale, grosse comme une lentille,
qui, loin de disparaître par des cautérisations avec le nitrate
d'argent, ne tarda pas à s'accroître. Plusieurs fois je l'excisai
avec les ciseaux, en cautérisant ensuite la petite plaie ; néanmoins
elle revint encore.

Persuadé que cette excroissance était causée par la carie dentaire, qui occasionnait souvent des douleurs à M. de S....., je
lui conseillai l'extirpation de cette dent ; mais il s'y refusa, et
cessa pendant quelque temps de me parler de sa petite tumeur.
Cependant, lui en ayant un jour demandé des nouvelles, je fus
étonné de trouver au même endroit une production de couleur
rosée, allongée en forme de queue de rat, et ayant plus d'un
centimètre de long. On n'y remarquait point d'ouverture ; elle
ne donnait issue à aucun liquide, et son tissu ressemblait à celui
de la gencive.

Pendant plus d'un an, cette excroissance a continué à se
reproduire, après avoir été coupée, et M. de S..... la possédait
encore quand je l'ai perdu de vue.

La même cause, c'est-à-dire la présence d'une dent
cariée ou simplement d'un chicot perdu dans son alvéole,
peut donner lieu au développement de fongosités qui, sus-
ceptibles d'acquérir un volume considérable, constituent
l'une des formes les plus fréquentes, quoique les moins
graves, de l'épulie. Ces fongosités, lorsqu'elles sont simples, c'est-à-dire non accompagnées de la production
d'éléments fibreux ou cartilagineux, peuvent disparaître
spontanément, après l'éloignement de la cause qui leur a
donné naissance ; mais il n'en est pas toujours ainsi. D'ailleurs, ce n'est parfois qu'après l'opération que l'on a
constaté la présence d'un chicot ou d'une dent gâtée.

L'observation suivante, quoique laissant à désirer sous
certains rapports, peut être considérée comme un exemple
d'épulie fongueuse bénigne, due à la cause qui nous occupe. C'est sans doute aussi la présence d'une dent nécro-

sée qui occasionna la formation d'une épulie, chez le sujet de l'observation III, bien que cette cause n'ait pas été soupçonnée avant l'opération.

Observation II.

Épulie de la mâchoire supérieure, causée par la carie d'une dent. — Ligature et cautérisation. — Guérison.

(Par Jourdan.)

« M. A. P..., docteur en médecine, de Paris, m'adressa une femme âgée d'environ quarante-cinq ans; elle portait depuis très-longtemps, à la gencive supérieure des deux dernières grosses molaires du côté droit, une épulie de la grosseur d'une forte noix, qui rendait la joue difforme. Cette espèce de sarcome couvrait la dernière molaire, et s'étendait, en devant, jusque sur la première petite molaire; mais son pédicule raccourci était directement placé sur la seconde grosse dent, qui était cariée, et de laquelle je fis l'extraction, qui fut suivie d'une espèce d'hémorrhagie que j'arrêtai par la compression. La crainte d'en avoir une nouvelle, dans l'excision de la tumeur par l'instrument tranchant, me décida à avoir recours à la ligature, que je serrai chaque jour, et par degré. Le sixième jour, la tumeur tomba; mais, comme le pédicule était d'un certain volume, et que j'avais lieu d'appréhender la récidive et peut-être quelque chose de plus, je crus devoir préférer le cautère actuel à tous les autres caustiques. Après la chute de l'escarre, l'os parut à découvert, mais blanc et solide, ce qui m'éloigna de l'attaquer. Je prescrivis un gargarisme vulnéraire et détersif, qui termina la maladie en peu de temps, sans exfoliation de l'os (1). »

C'est seulement d'après la cause et la marche de la tumeur que nous pouvons soupçonner qu'il s'agissait, chez ce malade, d'une épulie fongueuse; en effet, rien dans

(1) *Dictionnaire des sciences médicales*, T. XIII, p. 110. (Extrait du *Traité des maladies de la bouche*, par Jourdan; T. II, p. 352.) Je n'ai pu consulter cet ouvrage.

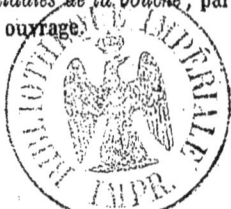

ce récit ne peut donner une certitude à cet égard. Ce qui nous intéresse surtout, c'est que la tumeur était indépendante de l'os maxillaire, qui a paru sain après la chute de l'escarre.

Observation III.

Tumeur du maxillaire supérieur produite par une dent.
— Extirpation. — Guérison.

(Par le docteur WERNER-GIORGIO, de Milan.)

« Un jeune homme de dix-huit ans portait au bord alvéolaire supérieur, du côté gauche, une tumeur qui s'était insensiblement accrue jusqu'à occuper la moitié de la voûte palatine. On y avait distingué de la fluctuation, et une ouverture y avait été pratiquée : du pus louable était sorti ; la tumeur n'avait pas diminué. La première molaire, qui était vacillante, avait été enlevée. Le malade, étant entré à l'Hôpital général de Milan, fut placé dans les salles du docteur Guecchi. L'opération fut arrêtée pour le 9 août 1838. On n'était pas fixé sur la cause du mal, que l'on crut être une exostose. La seconde incisive et la seconde molaire vacillaient. Voici comment on procéda à l'opération : « Les dents » vacillantes furent d'abord enlevées ; on détacha la joue de la » tumeur sous-jacente ; ensuite, avec un fort couteau à deux » tranchants, on divisa l'os antérieurement jusqu'au point où se » terminait la tumeur, qui fut comprise entre deux coups de » ciseau..... Le sinus maxillaire était sain. On examina la tumeur, » et on y trouva, au grand étonnement de tous les assistants, » une dent que l'on reconnut être la canine. » Le malade guérit (1). »

Il n'est rien dit, dans cette observation, ni sur l'aspect, ni sur la couleur, ni sur la consistance de la tumeur, dont nous ignorons la nature. Cependant, cette circonstance qu'elle est survenue à la suite d'un abcès, et qu'on trouva une dent dans son intérieur, porte à croire qu'elle était

(1) *Annales de la chirurgie française et étrangère*, **T. III**, p. 360.

simplement fongueuse. Après avoir extirpé la tumeur au moyen de l'instrument tranchant, on ne crut pas devoir recourir à la cautérisation, et cependant il ne paraît pas qu'elle ait récidivé. Elle était donc de nature bénigne.

Dans les trois observations qui précèdent, le développement des tumeurs a pu être attribué avec quelque raison à la présence de dents cariées ou nécrosées. Les malades n'éprouvaient aucune douleur; du moins n'en est-il pas fait mention, et la guérison a été obtenue rapidement et sans récidive, dans les deux cas où la cause locale a pu être enlevée.

La carie et la nécrose des alvéoles ou des os maxillaires figurent parmi les causes auxquelles on attribue la production des épulies. Sans nier la réalité de ces causes, il m'a paru que, si elles existent, elles sont du moins plus rares qu'on ne le pense généralement. En examinant les diverses observations d'épulies attribuées à la carie des maxillaires, j'ai constaté que, le plus souvent, la tumeur avait précédé l'altération de l'os et qu'elle offrait des caractères bien différents du tissu fongueux. Cette remarque s'applique surtout à deux observations de M. Rigal (de Gaillac), consignées dans la *Revue médicale*, année 1827, et où les tumeurs offraient le caractère vraiment carcinomateux. Le fait suivant, quoique fort incomplet, se rapporte peut-être à la variété d'épulie dont il est question.

Observation IV.

Épulie fongueuse avec carie de la mâchoire inférieure, guérie par la cautérisation.

(Par JOURDAN.)

« En 1767, dit l'auteur, on m'adressa une personne d'environ dix-huit ans. Dans le nombre des dents érodées qu'elle avait à la mâchoire inférieure, une grosse molaire, du côté gauche, était extrêmement cariée, avec destruction de la plus grande partie de sa couronne. Cette dent avait occasionné plusieurs fluxions, terminées par des parulies, dont l'ouverture s'était faite naturellement, et d'autres fois à l'aide des cataplasmes et des gargarismes émollients ; mais, comme la dent n'avait point été ôtée, les parulies restèrent fistuleuses, les bords se renversèrent, devinrent fongueux, et il en résulta une masse charnue de la largeur et de l'épaisseur de plus d'un écu de trois livres, plus gênante que douloureuse, en forme de chou-fleur, et abreuvée d'une humeur gluante. Cette excrescance paraissait compromettre la joue et la lame externe de la mâchoire. Elle surpassait tellement les dents, que la malade se mordait en mangeant, ce qui donnait lieu chaque fois à des espèces d'hémorrhagie. En passant une sonde courbe autour de cette excrescance, je m'aperçus qu'elle avait une adhérence directe par son milieu aux gencives mêmes, sans que cette espèce de collet pût permettre une ligature efficace.

» Je crus devoir commencer le traitement par l'extraction des racines des dents cariées. Les extrémités de chacune étaient revêtues d'une hypersarcose de la grosseur d'un pois, terminée par un pédicule que je présumai s'implanter dans la substance même de l'os. La cloison intermédiaire des racines était complétement détruite ; l'os maxillaire était sain du côté de la langue, mais criblé et perforé du côté de la joue. La sonde le traversa et se rendit dans l'épulie. » L'auteur traita cette tumeur par le cautère actuel. Il appliqua d'abord un bouton de feu à son centre. Peu de jours après cette première opération, il retira une portion de lame alvéolaire extérieure qui était cariée ; il appliqua une seconde fois le feu avec un cautère tranchant, qui provoqua de nouvelles exfoliations de l'os, et termina, en peu de temps, la cure de l'épulie (1).

Voici maintenant un exemple d'épulie avec nécrose du maxillaire, emprunté, comme le précédent, à l'article du *Dictionnaire des sciences médicales*. Le lecteur jugera jusqu'à quel point le développement de la tumeur peut être at-

_____

(1) Extrait du *Traité des maladies de la bouche*, par Jourdan. (*Dictionnaire des sciences médicales*, T. XIII.)

tribué à une nécrose préexistante du maxillaire. Pour ce qui me concerne, je serais assez disposé à croire que la nécrose a succédé à l'épulie au lieu de la causer.

Observation V.

Épulie avec nécrose de l'os maxillaire inférieur.

(Par Manget.)

« Jean-Nicolas Marchalck, chirurgien, fut consulté, l'an 1690, sur une excressance de chair assez considérable, survenue à la mâchoire inférieure, du côté droit, et qui avait pris naissance entre les dents canines d'une dame sexagénaire. Cette épulie s'était tellement accrue, pendant l'espace de cinq ans, qu'elle surpassait le volume d'un œuf de poule, dont il arriva que ces deux dents, entre lesquelles elle était née d'abord comme une caroncule de chair superficielle, s'écartaient l'une de l'autre de la largeur du doigt et sortaient de leurs alvéoles, en sorte que l'ouverture de la bouche en était bâillante d'une façon difforme, et ne pouvait plus du tout se fermer. » Cette épulie fut traitée par la ligature, au moyen d'un fil de fer très-flexible. Le neuvième jour, de petites lames, qui se séparèrent d'elles-mêmes de l'os maxillaire, ne permirent pas de serrer davantage la ligature, comme on l'avait fait chaque jour jusqu'à cette époque. On se détermina alors à retrancher, avec un instrument tranchant, ce qui restait du pédicule de la tumeur ; on appliqua sur la partie occupée par l'épulie une poudre dessicative. Trois jours après, on put voir le fond de la plaie, d'où il sortit, sans aucune douleur, neuf esquilles d'os, et la maladie ne tarda pas à être complétement guérie (1).

Des tumeurs fongueuses analogues à celles des précédents malades se forment quelquefois, sans qu'il ait existé au préalable ni carie dentaire, ni altération des alvéoles. Presque toujours, il est vrai, les dents qui

_____

(1) Extrait de Manget ; *Biblioth. chirurg.*, T. II, p. 89. — Je n'ai pu me procurer cet ouvrage.

avoisinent l'épulie sont déviées et ébranlées, mais elles sont parfaitement saines; ce qui prouve que le mal a débuté par les gencives ou le périoste alvéolo-dentaire.

Le fait que je vais rapporter est remarquable à plusieurs égards, mais surtout par le développement considérable du tissu fongueux, qui avait envahi les deux arcades alvéolaires.

Observation VI.

Excroissance fongueuse des gencives et du périoste alvéolo-dentaire. — Extirpation. — Guérison.

(Par Léonard KOECKER.)

« Un homme de soixante ans portait, dans la bouche, au niveau de chacune des arcades dentaires, une tumeur fongueuse, qui s'était développée depuis trente ans. Cette tumeur occupait exactement la place des gencives, et se portait en avant et en arrière des dents de chaque mâchoire, de façon que leur bord libre restât seul apparent. Cette maladie avait commencé depuis trente ans et avait résisté à tous les moyens employés; elle entretenait une irritation continuelle de la bouche et causait de vives douleurs.

» M. Koecker pensa que le mal s'était formé aux dépens des gencives et du périoste alvéolo-dentaire, et que le seul moyen à employer était d'enlever tout à la fois les dents et la tumeur. Il commença donc par ôter les vingt-neuf dents qui restaient au malade; cette opération fut peu douloureuse, car la plupart des nerfs dentaires étaient détruits; puis, le lendemain, il enleva, avec de forts ciseaux, tout le tissu malade. La guérison a été complète. Depuis deux ans que l'opération a été faite, la bouche est en bon état; la mastication et la prononciation des sons se font assez facilement (1). »

Le résultat de l'opération, qui a été suivie d'une guérison complète, bien que l'on n'ait pas eu recours à la

(1) *Archives générales de médecine*, 4ᵐᵉ série, T. Iᵉʳ, p. 479, année 1843.

cautérisation, prouve qu'il ne s'agissait réellement ici que d'excroissances des gencives et peut-être du périoste al-véolo-dentaire, auxquelles le tissu osseux était complé-tement étranger. La longue durée de la maladie, malgré les vives douleurs qu'elle causait, prouve encore sa na-ture bénigne. Dans l'observation qui suit, la tumeur était sans doute de même nature, quoiqu'elle se fût formée assez rapidement.

Observation VII.

Épulie fongueuse de la mâchoire supérieure, opérée par excision suivie de cautérisation.

(Par M. GUERSANT.)

« M. Guersant a fait venir à l'amphithéâtre une petite fille qui présentait un exemple assez curieux d'épulis. Elle portait, à la mâchoire supérieure, une tumeur molle, saignante, ayant l'aspect du tissu fongueux, et pour siége la face externe de l'os maxillaire. Cette végétation s'était fait jour entre les dents mo-laires, après avoir pris naissance, selon toute apparence, dans l'épaisseur de la membrane alvéolo-dentaire. Était-ce là une af-fection de nature cancéreuse? Non ; mais, néanmoins, M. Guer-sant a pensé qu'il fallait l'enlever pour en prévenir l'extension. Il se décida à respecter la joue et pratiqua l'opération en deux temps. Il enleva un jour trois dents qui étaient mobiles ; puis, huit jours après, pendant que l'enfant était soumis à l'action du chloroforme, il excisa l'épulis avec des cisailles et un bistouri, ensuite cautérisa hardiment la base de la tumeur avec un fer chauffé à blanc. — Cette tumeur existait depuis trois mois. Huit jours après l'opération, l'enfant était très-bien (1). »

L'auteur de l'observation ne dit rien sur la structure de la tumeur enlevée ; cependant ses caractères extérieurs permettent de la considérer comme fongueuse. Je ne sais

(1) *Journal de médecine et de chirurg. pratiq.*, T. XXI, p. 165. — 1850.

jusqu'à quel point l'excision de l'os était nécessaire, car il ne paraît pas que les adhérences de l'épulie fussent profondes. Une excision de la tumeur seule, suivie de cautérisation, aurait, ce me semble, été parfaitement suffisante.

Les six observations que je viens de transcrire se rapportent toutes à une seule et même espèce de tumeur, qui mérite le nom d'*épulie fongueuse*, car elle est essentiellement constituée par le développement plus ou moins rapide de fongosités rougeâtres, saignant avec facilité, se déchirant de même et fournissant un suintement séropurulent, plus ou moins fétide. Leur siége exclusif est le tissu propre des gencives et peut-être aussi le périoste alvéolo-dentaire. S'il y a une lésion osseuse, elle n'existe que comme cause ou comme complication, mais le tissu de nouvelle formation n'envahit jamais l'os lui-même. Ces tumeurs sont généralement indolentes, ou, si elles causent des douleurs, elles n'ont pas le caractère lancinant que nous aurons à signaler dans une autre espèce d'épulie. Les inconvénients qu'entraîne leur présence sont communs aux autres formes de la maladie; nous les exposerons plus tard. Quoique la structure anatomique de ces tumeurs n'ait pas été suffisamment étudiée, et qu'il n'en soit rien dit dans les diverses observations que nous avons rapportées, on peut cependant affirmer qu'elles sont absolument bénignes. Elles ne récidivent pas lorsqu'on les enlève en entier, après avoir détruit leur cause.

Autant les tumeurs fongueuses des gencives paraissent communes, autant semblent rares celles que l'on dit être formées d'un tissu érectile et dont la première description est due à Marjolin et à A. Bérard. Parmi les faits que j'ai trouvés dans les auteurs ou les journaux, un seul se rapporte à cette espèce d'épulie, à laquelle je donnerai, pour la distinguer des autres, le nom d'*épulie vasculaire* ou *érectile*. Nulle part je n'ai trouvé d'indications positives sur sa structure; tous les auteurs qui la mentionnent se contentent de dire que son organisation *paraît* être la même que celle des tumeurs érectiles. — Il est à désirer que les chirurgiens qui auront l'occasion d'observer de ces tumeurs ne négligent pas de se livrer à leur examen anatomique. Voici cette unique observation :

Observation VIII.

Épulie érectile développée à la face interne de l'arcade alvéolaire supérieure. — Ligature et cautérisation.

(Par BLANDIN.)

« M. le professeur Blandin a enlevé, le 24 décembre 1847, une petite tumeur fongueuse (1) de la voûte palatine, chez une femme âgée de quarante-un ans. Cette tumeur, dont l'origine remontait à deux années, était venue sans cause connue et avait acquis progressivement le volume d'un œuf de merle. Située à la partie antérieure et externe de la voûte du palais, elle se présentait sous la forme d'un champignon. Au premier aspect, on aurait cru qu'elle était sessile; mais, en la circonscrivant avec le

(1) Il serait temps que l'on donnât aux termes de *fongus,* tumeur *fongueuse, fongosité,* leur signification véritable. Les tumeurs vasculaires et érectiles, dans le genre de celle dont il est actuellement question, sont bien distinctes des véritables tumeurs fongueuses. Les *fongosités* sont des végétations charnues, mollasses, spongieuses, en forme de champignon, qui se développent souvent à la surface des plaies ou des ulcères. D'après Ch. Robin, elles sont composées : 1° de matière amorphe granuleuse, souvent fort abondante, surtout quand elles sont molles; 2° d'éléments fibro-plastiques; 3° de fibres de tissu cellulaire, minces, pâles, entre-croisées, rarement en faisceaux, et empâtées dans la matière amorphe; 4° de capillaires, moins abondants que ne semblent l'indiquer la mollesse et la couleur du produit, d'autres fois très-nombreux dans les fongosités saignantes; 5° quelquefois on y trouve des *globules granuleux inflammatoires,* ou même des globules de pus à la surface seulement du tissu. Si la tumeur part d'un cancer ou d'un épithélium ulcérés, on y trouve leurs éléments. — Les tumeurs formées par ces fongosités méritent seules le nom de *tumeurs fongueuses.* La première des espèces d'épulie admises par M. Robin appartient à cet ordre de productions morbides.

doigt, on reconnaissait qu'elle était portée sur un pédicule très-mince, implanté près d'une alvéole. Rouge, dépressible, indolent, mais saignant sous l'influence d'un contact irritant, ce champignon donnait au toucher la sensation de frémissements et de battements propres aux tumeurs fongueuses, et en particulier aux tumeurs fongueuses de la voûte palatine.

» Dans le cas dont il s'agit ici, on ignorait entièrement la cause du mal. On savait seulement que la tumeur était une simple épulie pédiculée et parfaitement indépendante des os. Or, en pareille circonstance, il n'y a pas à hésiter. Il faut prévenir une dégénérescence possible en opérant. » La tumeur étant pédiculée, M. Blandin eut recours à la ligature; mais le pédicule était si étroit, qu'à peine serré dans le nœud du fil, il se coupa et la tumeur tomba. Un cautère actuel fut immédiatement porté sur l'origine de la tumeur (1).

Il est regrettable que l'auteur de l'observation n'ait pas donné de détails sur la structure de cette tumeur; il se contente de dire que « la tumeur, examinée avec soin, n'a présenté aucun des éléments propres aux tumeurs de mauvaise nature. » La fin de l'observation manque également, et l'on ignore si la guérison a eu lieu sans récidive.

Vidal (de Cassis) s'est occupé des tumeurs vasculaires des gencives, à propos des dégénérescences du maxillaire inférieur; mais il a englobé dans une description commune les tumeurs vasculaires des gencives proprement dites et celles de l'os maxillaire inférieur; de sorte qu'il est très-difficile de distinguer, dans le tableau un peu chargé qu'il en a tracé, ce qui appartient aux unes et aux autres. Voici en quels termes il résume leurs caractères :

« Ces dégénérescences s'observent sous forme de tumeurs érectiles; on les remarque surtout dans la portion de la mâchoire qui correspond à l'arcade alvéolaire......
Dans quelques cas, l'affection s'est montrée d'abord dans le tissu des gencives, et n'a envahi les parties voisines que consécutivement.

(1) *Journal de médecine et de chirurg. pratiq.*, T. XIX, p. 160. — 1848.

» Le malade se plaint, en premier lieu, d'une douleur sourde et continue, avec des redoublements passagers, pendant lesquels la douleur devient aiguë, lancinante, et parcourt la direction du nerf dentaire inférieur, soit vers son originé, soit vers ses branches de terminaison, ce qui résulte probablement de la compression de quelques filets nerveux dentaires ou du tronc lui-même.

» Bientôt le chirurgien peut constater la mobilité ou la chute des dents. . . . . Le tissu érectile prend la place du tissu osseux, les gencives et la membrane muqueuse qui tapisse la mâchoire s'altèrent et subissent la dégénérescence vasculaire. La tumeur, de couleur rouge livide, se gonfle et devient plus foncée pendant les cris, les efforts; elle diminue ensuite et peut subir par la pression un affaissement plus considérable encore. . . . . . .

» A mesure que la tumeur acquiert un plus grand développement, les fonctions de la mâchoire et de la langue sont de plus en plus gênées; un plus grand nombre de dents deviennent vacillantes, quelques-unes tombent. . . . De proche en proche, le tissu érectile finit par envahir toute l'épaisseur du corps de la mâchoire. . . . . .

» La masse morbide, qui présente des bosselures plus ou moins prononcées, finit par s'ulcérer sur un ou plusieurs points; des hémorrhagies fréquentes et de plus en plus abondantes, un écoulement sanieux habituel, produisent une altération profonde de la constitution, puis la mort (1). »

Les trois espèces ou variétés d'épulie que nous avons déjà étudiées ne sont pas les seules; il en existe encore plusieurs autres. Celle qui va nous occuper diffère des précédentes par de nombreux caractères, entre lesquels il faut signaler sa dureté, sa forme arrondie, sa couleur pâle ou rouge, sa structure serrée, etc. Un premier fait, très-

(1) A. Vidal (de Cassis), *Traité de pathologie externe et de médecine opératoire*, T. IV, p. 154.

incomplet, emprunté aux comptes rendus de la Société de chirurgie, sera suivi de deux autres qui m'appartiennent, et dans lesquels, je crois, rien d'essentiel ne manque. La comparaison de ces observations nous permettra d'établir les caractères de l'*épulie fibreuse*.

Observation IX.

Épulie de la mâchoire inférieure, opérée par excision.

(Par M. Guersant.)

M. Guersant a présenté à la Société de chirurgie (séance du 11 mai 1853) un enfant de dix ans, doué d'une bonne constitution, qui portait, sur le bord supérieur de la mâchoire inférieure, à gauche, une tumeur consistante, mobile, saignante, d'une couleur rouge assez vive. M. Guersant, éprouvant quelque hésitation pour diagnostiquer la nature de cette affection, demande à quel traitement il faut recourir. MM. Gosselin, Forget et Lenoir, qui ont observé des tumeurs semblables, conseillent d'enlever avec la tumeur la portion d'os qui la porte.

Dans la séance du 22 juin, M. Guersant a de nouveau présenté ce jeune garçon. L'opération a été pratiquée à l'aide d'une cisaille courbe. La totalité de la tumeur et la partie du rebord alvéolaire à laquelle elle adhérait ont été enlevées d'un seul coup. Au fond de l'encoche, résultant de l'opération, apparaît une dent de deuxième dentition. Il a été nécessaire de fendre la commissure labiale obliquement en bas, pour pouvoir faire manœuvrer l'instrument. La cicatrisation a eu lieu par première et par seconde intention (1).

Il est vraiment fâcheux que M. Guersant n'ait pas fait connaître la structure de la tumeur enlevée; nous saurions alors si elle partait réellement de l'os maxillaire, et s'il était indispensable d'exciser celui-ci. Du reste, nous reviendrons sur cette question à propos du traitement.

(1) *Gazette des hôpitaux*, année 1853, n° 61.

Observation X.

Epulie fibreuse de la mâchoire inférieure, opérée avec succès par l'extirpation suivie de cautérisation.

(Par l'Auteur.)

Le nommé J.-B. Roux, cultivateur, âgé de soixante-deux ans, domicilié à Montpellier, faubourg Boutonnet, n° 108, me fut adressé, vers la fin du mois de décembre 1853, par mon confrère le docteur Fave. Cet homme, d'un tempérament lymphatico-bilieux et d'une constitution usée par la misère et le travail, a été fréquemment atteint d'affections thoraciques. Actuellement, il souffre d'un catarrhe chronique, accompagné de douleurs dans les jambes et d'épuisement prononcé. Son teint est pâle et jaunâtre, et ses chairs sont flasques. La maladie pour laquelle il vient me consulter est une tumeur qu'il porte dans la bouche et qui date de plusieurs mois.

Cette tumeur, de la grosseur d'une noix, de forme un peu oblongue dans le sens transversal, occupe la partie latérale gauche du maxillaire inférieur, qu'elle surmonte. Elle adhère à la gencive, dans la partie correspondante à la deuxième incisive et à la canine gauches, qu'elle recouvre et dont elle dépasse le niveau. Sa partie supérieure présente un sillon transversal creusé par les dents supérieures, qui viennent appuyer sur elle quand les mâchoires sont rapprochées; en bas, elle arrive jusqu'au cul-de-sac labio-gengival. Cette tumeur paraît très-dure au toucher; sa couleur diffère peu de celle des gencives, c'est-à-dire qu'elle est d'un rose pâle; le sillon formé par la pression des dents supérieures est seul d'un blanc grisâtre. Elle adhère fortement au tissu des gencives; mais elle offre une certaine mobilité, et on peut, en l'abaissant et la portant à droite et à gauche alternativement, reconnaître qu'elle est fixée par un pédicule moins large que sa base. Sa surface est comme mamelonnée, et autour d'elle existent quelques végétations de même nature et de même couleur, se portant entre les dents voisines et débordant vers la face postérieure de la mâchoire. La deuxième incisive a été un peu repoussée en arrière par la tumeur ; elle offre une certaine mobilité.

La tumeur est peu douloureuse ; ce n'est que de loin en loin que le malade y ressent quelques petites douleurs ; on peut la presser dans tous les sens, sans développer de souffrance. Les ganglions sous-maxillaires, parfaitement sains, ne présentent aucune trace d'engorgement. Il en est de même de ceux de la région cervicale. Le malade demande à être débarrassé de cette tumeur, qui l'incommode fort et l'empêche de se nourrir convenablement ; en effet, le rapprochement complet des mâchoires étant devenu impossible, cet homme en est réduit à ne manger que de la soupe ou à ne broyer les aliments que d'une manière grossière et avec peine.

Cette production morbide a débuté sans cause connue ; il n'a existé dans son voisinage ni dans le lieu où elle s'est développée aucune dent cariée ou gâtée, et il ne se souvient pas d'avoir eu la gencive blessée d'aucune manière. Cet homme ne fume pas ; il vit régulièrement quoique misérablement, n'a jamais offert aucune autre tumeur et n'a pas ouï dire que personne de sa famille ait eu rien de semblable. Il ne s'est aperçu de l'existence de la tumeur que lorsqu'elle avait déjà le volume d'un pois ; il y a de cela plus de six mois ; depuis lors, elle a augmenté progressivement et sans présenter rien de particulier.

L'état général du malade étant peu satisfaisant, je crus devoir renvoyer l'opération jusqu'à ce qu'il se fût amélioré et que les forces fussent revenues. En attendant, je le soumis à l'usage des bouillons d'escargot, du vin amer, de la décoction de lichen d'Islande, etc.

Le 3 février 1854, le malade se trouvant beaucoup mieux et désirant ardemment l'opération, je me décidai à la pratiquer, en présence et avec le concours de mon confrère le docteur Girou.

Le malade étant assis en face d'une fenêtre, la tumeur fut disséquée et enlevée au moyen du bistouri. J'eus le soin de dépasser sa base et d'inciser sur les portions saines de la gencive. Une certaine quantité de sang s'écoula par la partie la plus inférieure de la plaie ; cette hémorrhagie céda à une légère compression exercée avec le doigt. Une fois la tumeur principale enlevée, je me vis dans la nécessité, pour détruire complétement les nombreuses végétations qui existaient autour de sa base, d'arracher la deuxième incisive et la canine suivante. Les ciseaux et le bistouri me servirent alors pour exciser toutes les parties suspectes. Un cautère olivaire rougi à blanc fut ensuite promené à plusieurs reprises sur la plaie, de manière à détruire, non-seulement les portions restantes de la production morbide, mais encore le périoste.

Cette petite opération fut parfaitement supportée par le malade, qui avait perdu tout au plus 60 grammes de sang. Des lotions et des applications d'eau froide furent faites immédiatement. (*Potion antispasmodique.*) Aucun accident ne suivit l'opération. Une inflammation légère, suivie de l'élimination des escarres formées par le cautère, eut lieu les jours suivants. Des bourgeons charnus, bientôt suivis d'une cicatrice, se développèrent sur le lieu où avait siégé la tumeur. La guérison ne fut retardée que par la présence d'une petite nécrose superficielle du maxillaire. Elle était parfaite dans les premiers jours du mois de mars. Une cicatrice solide, d'apparence muqueuse, recouvrait le rebord du maxillaire, et l'état général du malade s'était de beaucoup amélioré. J'ai revu l'opéré plusieurs fois depuis lors, et il n'y a pas eu de récidive.

La tumeur enlevée offrait une grande consistance ; le bistouri la divisa avec peine ; sa coupe, d'un blanc nacré et comme lardacée en certains points, était brillante ; la pression n'en exprimait aucun liquide, pas plus que l'action de racler avec le bistouri. Toutes ses parties se ressemblaient exactement.

Observation XI.

Épulie fibreuse de la mâchoire inférieure, opérée avec succès par l'extirpation suivie de cautérisation.

(Par l'Auteur.)

La veuve Hubert, âgée de soixante-huit ans, domiciliée à Montpellier, rue de la Garenne, n° 5, m'est amenée, le 28 octobre 1856, par la femme du précédent malade. Depuis cinq ans environ, elle est atteinte d'une tumeur à la mâchoire inférieure, qui a débuté par un petit bouton situé sur la gencive, entre les dents incisives du côté droit, à la suite de ce qu'elle appelle une fluxion sur les gencives, mais sans qu'il existât aucune dent cariée. Voici ce que l'examen direct me fait constater : -

La tumeur, du volume d'une noix ordinaire, un peu aplatie d'avant en arrière, présentant une circonférence arrondie et une surface légèrement mamelonnée, offre une couleur d'un rouge vif. Elle saigne avec facilité, mais est complétement indolente. Elle adhère, par son bord inférieur et par sa face postérieure, au rebord alvéolaire inférieur, masquant par sa présence l'emplacement des dents incisives et canines droites. Quand les mâchoires sont rapprochées, cette tumeur, s'insinuant entre les deux arcades dentaires et les deux lèvres, fait saillir fortement celles-ci en avant. Elle gêne la malade par sa présence et en s'opposant en partie à la mastication, mais elle n'a jamais causé de douleurs. L'état général est assez bon, quoique cette femme soit usée par l'âge et le travail.

Le 30 octobre, je pratique l'opération, en présence de M. le docteur Girou. Un bistouri courbe sur le plat, insinué entre la tumeur et le rebord alvéolaire, la détache avec facilité. Quelques excroissances de la gencive, qui étaient cachées par la tumeur principale, sont enlevées avec les ciseaux. La deuxième dent incisive, dont le collet était entouré par ces excroissances, est extraite avec le davier, quoique saine. Un faible écoulement sanguin a lieu par la plaie, et principalement par l'alvéole de la dent extraite ; il cède à une cautérisation avec le fer rouge promené sur les points d'implantation de la tumeur. La douleur éprouvée par l'opérée a été assez faible.

Le lendemain, un très-léger gonflement s'est emparé des gencives et des lèvres ; il n'y a eu ni hémorrhagie ni douleur. Quatre jours après, l'escarre se détache, et, au bout de quinze jours, la cicatrisation est complète, sauf en un petit point situé en avant de la gencive, au lieu d'implantation de la tumeur.

Le 6 décembre, la malade revient me trouver. Il existe une petite ouverture fistuleuse sur la gencive, au-devant de la canine droite inférieure, dont la couronne est usée, mais qui est saine. Un stylet, introduit dans la fistule, pénètre jusqu'à cette dent, qui est aussitôt enlevée. Vingt jours plus tard, la guérison était complète. Une cicatrice solide et pâle existait sur l'emplacement de la tumeur et des deux dents extraites. Cette guérison ne s'est pas démentie.

La tumeur, examinée peu de temps après l'opération, a perdu sa coloration rouge et pris une teinte d'un blanc jaunâtre. Elle est dure et ne se laisse aucunement affaisser ou écraser sous les doigts. Elle crie sous le scalpel, et sa coupe est blanche, lardacée et comme irisée. En promenant sur sa coupe le tranchant de l'instrument, on n'en fait rien sortir qui ressemble à du suc cancéreux. L'examen le plus attentif n'y fait découvrir ni vaisseaux ni substance ossiforme. Il faut ajouter que cette tumeur était bien évidemment implantée sur le tissu fibreux des gencives, dont elle offrait en partie l'aspect.

La plus parfaite similitude, au point de vue du siége, des symptômes, de la consistance, de la structure, etc., existe entre les tumeurs de mes deux opérés; il n'est donc pas possible d'établir une confusion entre l'*épulie fibreuse* et les autres espèces. Ses caractères généraux peuvent être ainsi résumés :

Absence de causes locales ou générales appréciables. Marche très-lente de la production morbide, qui peut durer des mois et des années sans s'ulcérer. Tumeur de forme arrondie, à surface mamelonnée, de couleur rosée ou d'un rouge vif, quelquefois saignante, dure, non dépressible, complétement indolente et le plus souvent mobile. Son pédicule est implanté sur les gencives et jette des prolongements entre les dents, qui sont déviées et ébranlées. La coupe de la tumeur est blanche, comme nacrée, homogène, et offrant l'apparence du tissu fibroplastique; on n'en extrait aucun suc et elle ne se laisse pas écraser. Les résultats des opérations démontrent que ces tumeurs sont sans communication avec le tissu osseux; il n'est donc pas nécessaire de reséquer tout ou partie de la hauteur du maxillaire.

Les tumeurs de ce genre peuvent-elles dégénérer, ainsi que le veut Ambroise Paré et comme l'admettent encore bon nombre d'auteurs? Cette dégénérescence n'est pas plus possible pour les épulies que pour les autres tumeurs. Des tissus nouveaux peuvent se surajouter et se substituer à ceux qui existaient déjà, mais il n'y a jamais véritable dégénérescence. Cependant il est incontestable que la structure des tumeurs récidivées n'est pas toujours la même que celle des tumeurs primitives; c'est ce que l'on observe notamment à la suite de certaines opérations de cancer. La même chose peut-elle avoir lieu pour les épulies? Le fait suivant, que nous empruntons à M. Marfan, tendrait à le faire croire. Remarquons toutefois, par avance, que, dans ce cas, la tumeur n'était déjà plus parfaitement bénigne, puisqu'elle a récidivé. Sa structure osseuse est une circonstance d'autant plus singulière que, selon la remarque de l'auteur, elle était très-mobile et qu'elle a été détachée facilement; ce qui prouve que le tissu osseux nouveau ne se continuait pas avec celui du maxillaire.

Observation XII.

Épulie osseuse de la mâchoire supérieure, suite de carie dentaire, opérée par la ligature. — Récidive. — Extirpation et cautérisation. — Guérison.

(Par M. Marfan.)

Marie Mazières, âgée de quarante-cinq ans, d'une forte constitution et d'un tempérament sanguin, vint consulter M. Marfan pour une tumeur qui avait son siége sur le bord alvéolaire du maxillaire supérieur. Voici les antécédents rapportés par la malade: Il y a dix ans, elle fut atteinte d'une carie dentaire, qui envahit successivement les trois premières molaires. La première et la troisième furent tour à tour détruites par ce mal, sans donner lieu à des douleurs très-vives. La seconde, au contraire, occasionna des névralgies très-intenses. La carie, comme chez les premières, élimina la couronne; la racine resta. Ce fut au centre de l'alvéole qu'elle vit apparaître, un an après, une

petite tumeur arrondie, de la grosseur et de la forme d'une lentille. Elle grossit d'une manière peu sensible pendant environ
huit ans; mais, après cette période, son volume s'accrut assez
pour devenir inquiétant. A cette époque, la tumeur était pédiculée. La malade, d'après les conseils d'un médecin, en fit la
ligature, au moyen d'un fil de soie; mais, peu après sa chute, elle
vit le mal reparaître et s'accroître plus rapidement que jamais.

C'est un an après cette petite opération que la malade vint
consulter M. Marfan. La tumeur offrait alors cinq centimètres
de large, quatre de longueur et un d'épaisseur. Elle était aplatie
et divisée en trois lobes; sa couleur était celle de la muqueuse
buccale; elle était dure, résistante et très-mobile. Le sinus
maxillaire exploré ne présentait aucune condition pathologique.
Toutes ces circonstances, jointes à l'absence de douleurs lancinantes, portèrent M. Marfan à penser qu'il avait affaire à une
épulie et à conseiller l'opération.

La tumeur étant détachée de ses adhérences et son pédicule
coupé, on découvrit l'alvéole de la seconde molaire renfermant
un petit corps dur et mobile, qui était un débris de la racine de
la dent, que l'on enleva avec des pinces. Cette circonstance détermina M. Marfan à pratiquer la cautérisation de l'alvéole avec
le fer rouge. Sept jours après, la plaie était complétement cica-
trisée; mais une petite esquille, logée sous la cicatrice, déter-
minant des douleurs, on dut pratiquer une incision pour l'extraire. Depuis cette époque, là malade n'a plus rien ressenti.

La tumeur se composait d'une pellicule assez mince, ayant
tous les caractères de la muqueuse buccale. Son intérieur était
formé d'un tissu osseux à mailles larges, bien organisé, laissant
suinter un liquide blanchâtre assez épais. Le microscope ne
montra que des cellules épithéliales (1).

Nous arrivons maintenant à l'espèce d'épulie qui est à
la fois la plus grave et la moins bien étudiée. Confondue
par certains, et notamment par Léveillé, avec le cancer
des mâchoires et les tumeurs des sinus maxillaires, at-
tribuée par d'autres à une carie des maxillaires, cette

_____

(1) *Annales cliniques de Montpellier*; 1853, p. 140.

maladie possède des caractères propres et mérite d'être étudiée à part. La ressemblance qu'elle affecte avec certaines formes de cancer, les nombreuses végétations qu'elle produit et la facilité avec laquelle elle récidive, m'engagent à lui donner le nom d'*épulie carcinomateuse*. Les faits suivants appartiennent à cette espèce morbide.

Observation XIII.

Épulie carcinomateuse de la mâchoire inférieure, opérée par excision. — Récidive. — Cautérisation suivie de guérison.

(Par Brouillard.)

Une jeune demoiselle de dix-huit ans, d'un tempérament délicat, anciennement rachitique, avait une excroissance charnue, laquelle, de la face interne de la partie gauche du corps de la mâchoire inférieure, où elle prenait racine, au-dessous de la première et de la seconde dent molaire, s'étendait jusque vers la face interne de la partie droite. Cette tumeur, en occupant presque tout l'intervalle du cintre de la mâchoire inférieure, en avait déplacé la langue et la tenait appliquée contre le palais, de façon que la malade ne parlait, ne mangeait et n'avalait qu'avec peine. La surface supérieure de cette fongosité, assez ressemblante à un gros marron d'Inde aplati, était entr'ouverte par une crevasse irrégulière et profonde, d'où sortait une sanie sanguinolente. Son pédicule n'avait pas plus d'étendue qu'une pièce de vingt-quatre sous, et sa masse était libre et flottante dans la bouche. Des douleurs lancinantes, presque continuelles, se faisaient sentir, et elles augmentaient souvent pendant la nuit: l'intérieur de l'os semblait en être alors le siège principal. Cette tumeur datait de trois ans; on en rapportait l'origine à un déchirement que les gencives avaient souffert par le fragment d'une coquille de noix.

On aurait pu facilement faire la ligature de la tumeur; mais le chirurgien, après avoir extirpé les deux premières dents molaires, fort vacillantes, crut devoir préférer le bistouri. La tumeur fut enlevée sans peine; les astringents et la compression suffirent pour arrêter l'hémorrhagie. Dès le lendemain, et pendant huit jours, on cautérisa la plaie avec la pierre infernale; mais l'état de la plaie n'éprouvait aucun changement favorable. Il se faisait une répullulation si subite, qu'on ne s'apercevait pas au soir que le caustique appliqué le matin eût en rien diminué l'élévation des chairs. Elles étaient toujours dures, inégales, douloureuses et saignantes au moindre attouchement. M. Brouillard eut alors recours au cautère actuel (en argent). La chute de l'escarre eut lieu le huitième jour. Elle fit voir une surface creuse, sans végétation renaissante, comme auparavant. Cependant l'aspect de la plaie n'était pas encore satisfaisant: le fond était dur et saignant; de petits élancements s'y faisaient sentir, et la répullulation fongueuse paraissait prête à se former. Une seconde application du cautère fut jugée d'autant plus nécessaire, qu'il était visible que les racines du mal étaient implantées dans l'os, et qu'on ne pourrait le détruire sans amener l'exfoliation de celui-ci. L'escarre qui succéda à cette seconde application ne tomba que le douzième jour, mais le vice local se trouva totalement détruit; la plaie fournit des chairs louables; l'exfoliation de l'os se fit presque insensiblement, et la guérison fut parfaite deux mois après la seconde application du feu (1).

Quoique les renseignements relatifs à la structure de la tumeur enlevée fassent complétement défaut, dans l'observation qu'on vient de lire, les détails du fait clinique sont assez précis pour qu'on ne puisse mettre en doute la nature carcinomateuse de la maladie. Il est certain, comme l'a remarqué l'auteur, que les racines du mal étaient implantées dans l'os, et qu'une destruction partielle de celui-ci était nécessaire pour prévenir une nouvelle répullulation. D'ailleurs, les douleurs lancinantes ressenties par la malade, et la rapidité avec laquelle se reproduisaient les fongosités, donnent toute certitude au diagnostic.

En était-il de même dans l'observation suivante, que

(1) *Mémoires de l'Académie royale de chirurgie*; T. III, p. 816. (Édit. de l'Encyclop.)

l'on trouve rapportée dans les *OEuvres chirurgicales* de Desault? Je suis porté à le croire, bien que le récit de ce fait pathologique laisse beaucoup à désirer.

Observation XIV.

Fongus à la mâchoire inférieure, opéré par Desault, et suivi de mort.

Françoise Méton, âgée de trente-quatre ans, d'un tempérament fort et robuste, mais habituellement sujette à des fluxions et à des maux de dents, fut atteinte, en 1790, de douleurs qui, après avoir siégé à la tête et au bras droit, se portèrent au côté droit de la mâchoire inférieure, y devinrent fixes et tourmentèrent beaucoup la malade. En même temps, une tumeur indolente, insensible au tact, quoique à son centre se rapportassent des élancements continuels, s'éleva au-devant de la branche de ce côté, s'étendit peu à peu en dedans et en dehors. Les dents, presque toutes cariées, commencèrent à devenir vacillantes, et furent successivement arrachées, à mesure que la douleur qu'elles occasionnaient rendait leur séjour insupportable. Les gencives se tuméfièrent, la tumeur s'accrut, occupa la moitié de l'os, gêna la déglutition, l'articulation des sons, rendit douloureuse l'ouverture de la bouche, s'ouvrit, laissa échapper un peu de pus sanieux, et devint le siége de deux fistules, l'une en haut, l'autre en dehors. Sur leurs orifices s'élevèrent des chairs fongueuses; en même temps, l'os se caria au-dessous et au milieu de la tumeur; plusieurs de ses portions se détachèrent, vinrent, sous la membrane interne de la bouche, donner naissance à de petits dépôts, qui, étant ouverts, leur livrèrent passage; l'haleine devint fétide, souvent insupportable.

Tel était, depuis deux mois, l'état de la malade, lorsqu'elle vint à l'Hôtel-Dieu consulter Desault. L'examen des parties montra un fongus s'élevant de dessus le côté droit de la mâchoire, s'étendant du lieu qu'occupe la dernière molaire jusqu'à celui où se trouve, dans l'état naturel, la canine, s'élargissant d'arrière en avant, offrant près de trois pouces dans cette dimension, et se compliquant de la nécrose de la portion d'os subjacente,

qu'on sentait à nu avec un stylet, à travers les ouvertures fistuleuses.

L'extirpation étant jugée nécessaire, Desault la pratiqua deux
mois après l'entrée de la malade. Deux incisions semi-lunaires
cernèrent d'abord la tumeur; ensuite, pour enlever les parties
osseuses, il se servit d'un instrument fort et épais, recourbé en
forme de serpette, qui, porté profondément dans l'une et l'autre
incision, isola complétement la tumeur. Une hémorrhagie considérable étant survenue, on porta, pour un instant, dans la
plaie des bourdonnets de charpie qui firent place au cautère
actuel, qui fut promené à plusieurs reprises sur toute l'étendue
de la plaie.

Le lendemain, nulles douleurs, peu de gonflement survenu,
apparence d'un heureux succès; mais, le cinquième jour, douleurs de reins, dévoiement. En même temps, gonflement des
amygdales, déglutition gênée, fièvre. Ces symptômes vont constamment en s'aggravant, et l'opérée succombe le dixième jour,
dans un état de faiblesse générale (1).

Les circonstances qui me portent à considérer la tumeur
enlevée par Desault comme étant une épulie carcinomateuse
sont d'abord l'apparition, sur le rebord de la mâchoire,
d'une tumeur insensible au toucher, mais occasionnant
des élancements continuels, qui s'est constamment accrue
et a déterminé une altération profonde de l'os sur lequel
elle siégeait; et, en deuxième lieu, la facilité avec laquelle
cette tumeur a pu être *isolée complétement*. Ces caractères
me paraissent suffisants pour prouver qu'il ne s'agissait
pas d'un cancer ou d'une autre tumeur développée dans
le corps de la mâchoire.

M. le docteur Rigal, a publié, en 1827, dans la *Revue
médicale*, sous le titre d'*Épulies produites par la carie des os
maxillaires*, deux observations de tumeurs des gencives,
qui offrent à un haut degré les caractères de l'épulie carcinomateuse. Je vais les résumer le plus brièvement qu'il
me sera possible.

(1) *OEuvres chirurgicales de Desault*. Paris, 1801; **T. II**, p. 210.

Observation XV.

Épulie carcinomateuse de la mâchoire inférieure. — Ligature. — Récidive. — Deuxième ligature incomplète. — Accroissement de la tumeur. — Troisième ligature. — Mort.

(Par M. RIGAL.)

Jeanne-Marie Taillefer, âgée de quatre-vingt-trois ans, éprouva, vers la fin de 1819, de fréquentes douleurs dans la mâchoire inférieure. Jamais elle n'avait été sujette aux maux de dents, et elle avait perdu les siennes par les seuls progrès de l'âge. Bientôt elle sentit s'élever de la mâchoire inférieure une tumeur qui, grossissant peu à peu dans le principe, acquit ensuite un développement rapide et parvint à gêner la déglutition, au point d'empêcher cette vieille femme de se sustenter.

M. Rigal, appelé auprès d'elle, le 19 novembre 1820, observa: peau terreuse, maigreur extrême; pouls petit, faible et rare. En faisant ouvrir la bouche, il aperçut une tumeur énorme qui la remplissait en entier. « Cette tumeur, d'un aspect livide, dure, rénitente, s'élevait de la branche gauche de la mâchoire inférieure, dont elle recouvrait de ce côté l'arcade dentaire jusqu'aux incisives. Parsemée çà et là de phlyctènes irrégulières, remplies d'une sanie blanchâtre et fétide, elle présentait deux lobes, dont chacun égalait en grosseur un œuf de dinde. Aussi la malade ne parlait-elle plus, était vingt fois le jour sur le point d'étouffer, et ne pouvait ingérer, dans son estomac, que des bouillons pris de loin en loin et en fort petite quantité.

» Régulièrement tous les soirs, et parfois dans la journée, cette masse devenait le siége de douleurs vives et lancinantes. On pouvait cependant la presser sans occasionner de grandes souffrances, mais sa rénitence ne permettait pas de la soulever ni de la déplacer en aucune manière. »

M. Rigal, pensant que cette masse était pédiculée, se décida à la lier; c'est ce qu'il fit avec succès. Trois jours après, la tumeur était noire, sphacélée, et répandait une odeur insupportable. Il lui suffit de la saisir entre les doigts pour la détacher et la jeter au dehors; elle était flétrie et avait perdu un quart de son premier volume. « Après sa chute, dit l'auteur, je vis que le pédicule s'élevait de la place des dents avant-dernières molaires, et, comme je l'avais pensé, la mâchoire inférieure cariée était la véritable cause de cette énorme épulie. » Dans cette prévision, il s'était muni de fers à cautère pour nécroser la lésion osseuse, qui ne comprenait pas plus du tiers de la hauteur de la branche maxillaire gauche; mais l'état de faiblesse de la malade lui fit craindre qu'elle ne résistât pas à ce remède héroïque.

La malade se rétablit assez bien, mais elle ne songea pas à profiter de cette amélioration pour tenter de guérir. L'épulie reparut, et son développement fut des plus actifs. Huit mois après, un autre médecin appliqua une ligature, qui, n'atteignant pas le pédicule de la tumeur, ne fit tomber qu'une partie de l'excroissance. La marche de la maladie en fut singulièrement aggravée. « Les douleurs devinrent vives, profondes, continues. L'épulie grossit dans une progression effrayante. M. Rigal, mandé de nouveau, quatorze mois après sa première visite, se conduisit comme précédemment et avec un égal succès, quant à la chute de la tumeur, dont l'aspect était le même. Mais, à cette époque, la totalité de la branche gauche de la mâchoire inférieure était affectée; son gonflement égalait un œuf de poule; le pédicule avait acquis une dimension proportionnée, et il ne restait pas d'espoir pour une cure radicale. L'âge, la douleur, et l'épuisement résultant du défaut de nourriture, ne tardèrent pas à entraîner la malade au tombeau (1). »

La deuxième observation de M. Rigal ressemble fort à la précédente, bien que la tumeur fût moins volumineuse et que la guérison en ait été obtenue par l'emploi combiné de l'excision et de la cautérisation.

Observation XVI.

Épulie carcinomateuse de la mâchoire supérieure, guérie par l'excision suivie de cautérisation.

(Par M. RIGAL.)

Joseph Molinier, âgé de quarante-deux ans, portait, à la mâchoire supérieure et au côté droit, une épulie qui sortait de la place

(1) *Revue médicale française et étrangère*, année 1827; T. II, p. 402.

des deux premières molaires. Depuis trois ans, il les avait fait arracher pour cause de carie, suivie de douleurs très-intenses, mais qui n'avait jamais produit de parulie. Il n'avait remarqué l'excroissance que depuis vingt-cinq à vingt-six mois. Indolente et grossissant peu à peu dans le commencement, son volume augmenta sensiblement ensuite, et elle occasionna des souffrances.

La tumeur, lisse et polie, d'un rouge vinacé et inégalement bosselée, avait la forme et la grosseur d'un petit œuf de poule. Déjetée en dehors par la mâchoire inférieure, qui mordait son bord interne, elle présentait, dans cet endroit, une excoriation baignée d'une humeur sanieuse et sanguinolente. Sa dureté était très-considérable, et la nuit surtout elle devenait le siége de douleurs vives et lancinantes. Le pédicule se trouvait caché par les replis que formait l'épulie sur les côtés de l'alvéole; du reste, les gencives étaient fermes, point gonflées, et en un mot dans l'état le plus sain.

L'auteur, ne doutant pas que l'os ne fût le siége de la maladie, se décida à enlever la tumeur et à détruire la carie par le cautère actuel. C'est ce qui fut exécuté avec quelque peine. En promenant le doigt sur la plaie résultant de l'ablation de la tumeur, on sentait des inégalités produites par la carie; celle-ci ne paraissait pas même intéresser toute l'épaisseur du bord alvéolaire. L'hémorrhagie, qui était assez abondante, céda à la cautérisation. Le malade repartit pour son pays. La nécrose tomba par les seuls efforts de la nature, et, un an après, la guérison était encore parfaite.

En examinant cette épulie, on la trouva formée d'un tissu dense, cartilagineux et osseux dans plusieurs points, surtout à la partie moyenne : les endroits qui ne présentaient point ces dégénérescences offraient une ressemblance frappante avec le tissu cancéreux lardacé (1).

M. Rigal fait suivre le récit de ces deux faits de remarques dans lesquelles il reconnaît que le terme de *carie,* dont il s'est servi pour désigner l'altération des maxillaires chez ses malades, est impropre, et que l'état pathologique dont il est question a la plus grande analogie avec l'ostéo-

___

(1) *Revue médicale française et étrangère,* année 1827; **T. II,** p. 406.

sarcome en général, et le sclérosarcome de Manget en particulier.

La présence de tissu osseux de nouvelle formation dans les tumeurs des gencives est un fait digne de remarque, mais qui ne prouve cependant pas que les épulies, où on le rencontre, proviennent directement des os maxillaires. Cette particularité se retrouve dans l'observation suivante, recueillie dans le service de M. H. Larrey. Elle avait été mentionnée par M. Bégin, dans l'article déjà cité du *Dictionnaire de médecine et de chirurgie pratiques*.

Observation XVII.

Tumeur carcinomateuse des gencives, siégeant à la concavité de la mâchoire inférieure. — Excision et cautérisation. — Répullulation. — Cautérisation nouvelle. — Guérison douteuse.

(Par M. M. FAURAYTIER.)

Robendo, âgé de vingt-huit ans, d'une forte constitution, est atteint, depuis huit mois, d'une tumeur qui a commencé par un petit bouton siégeant à la concavité de la mâchoire inférieure, sur la portion de gencive qui existe entre les deux incisives gauches. Elle a augmenté progressivement, sans causer de douleur.

Le 1er mai 1840, cette tumeur est grosse comme une noix. Elle est située en arrière de l'arcade alvéolaire inférieure, à laquelle elle adhère en avant, s'élevant en haut presque au niveau des incisives et se terminant en arrière vers le frein de la langue, en soulevant celle-ci. En avant, la tumeur fournit un prolongement entre les deux incisives, sous forme de champignon mobile, dont la saillie repousse la lèvre inférieure. Ces deux dents sont déviées et ébranlées, quoique saines, ainsi que toutes les autres. La tumeur, de forme irrégulière, bosselée, d'une couleur violacée, offre quelques points ulcérés, dont les uns sont sanguinolents et les autres grisâtres et livides. Elle est molle et spongieuse à la surface, plus ferme et plus résistante à la partie centrale; elle saigne facilement, et la vascularité de son tissu se dénote à l'œil. L'haleine du malade est fétide; sa bouche renferme toujours une humeur sanieuse; il a de la difficulté dans la prononciation et de la gêne dans la mastication.

Cette tumeur s'est formée sans causes appréciables, générales ou locales. Elle paraît s'être développée dans le tissu gengival, qui serait seul envahi. On pratique l'extirpation au moyen d'un instrument tranchant, de forme particulière, qui respecte l'os; on cautérise ensuite au fer rouge.

La tumeur, examinée peu de temps après l'opération, était décolorée et flétrie, et ressemblait à un ganglion lymphatique. Elle résista au tranchant du bistouri. Sa coupe montra un tissu mou à la surface, compacte dans les couches sous-jacentes, fibreux plus profondément et très-dur au centre. Là, il y avait un noyau d'apparence osseuse, à stries rayonnées, qui donnait au doigt une sensation raboteuse, et sous le choc du stylet un son clair, comme celui d'une concrétion calcaire.

Les suites de l'opération parurent d'abord des plus favorables; mais, au bout de peu de jours, quelques végétations se montrèrent sur l'emplacement primitif de la tumeur. Une nouvelle cautérisation au fer rouge les détruisit, et la guérison eut lieu — sauf les chances probables de récidive, ajoute l'auteur de l'observation (1).

Je terminerai l'exposition des faits d'épulie carcinomateuse qui sont à ma connaissance en transcrivant une note de M. Ch. Robin, insérée dans les *Comptes-rendus de la Société de biologie*.

Observation XVIII.

Examen micrographique d'une épulie de la mâchoire inférieure.

(Par M. Ch. Robin.)

« M. Robin présente une tumeur du volume d'une petite noix, qui lui a été remise par M. Dionis, interne des hôpitaux. Cette tumeur, qui a nécessité l'amputation d'une partie du maxillaire

---

(1) *Gazette médicale de Paris*, année 1840, p. 443.

inférieur, parce qu'on la croyait cancéreuse, était en réalité dépourvue du suc caractéristique de cette dégénérescence. En examinant une partie du tissu de sa surface, MM. Dionis et Robin y trouvèrent des *plaques à noyaux multiples*, qu'on trouve à l'état normal dans la moëlle des os. Ils diagnostiquèrent alors que le mal avait son point de départ dans le tissu osseux du maxillaire, et non dans le périoste, comme on l'avait cru d'abord. Une coupe de l'os montra, en effet, que la tumeur partait de l'os et avait envahi le quart de son épaisseur. Il n'y avait pas d'éléments cancéreux. Le tissu morbide était exclusivement formé : 1º de plaques à noyaux multiples très-nombreux ; 2º d'éléments fibro-plastiques (noyaux et fibres fusiformes) ; 3º de tissu cellulaire moins abondant que les éléments ci-dessus ; 4º de vaisseaux capillaires et de granules moléculaires (1). »

Ce dernier fait, intéressant relativement à la structure intime des tumeurs qui nous occupent, ne peut être que d'une médiocre utilité au point de vue clinique, car il n'est rien dit des circonstances dans lesquelles l'épulie s'est développée, pas plus que des qualités physiques de cette tumeur et des phénomènes auxquels elle a donné lieu. La seule circonstance qui doive être signalée ici, c'est que la tumeur partait de l'os, dont elle avait envahi une partie de l'épaisseur.

En rapprochant les uns des autres les faits que nous venons de rapporter, et en mettant en lumière leurs particularités les plus saillantes, il nous sera désormais possible d'établir les caractères cliniques de l'*épulie carcinomateuse*.

Comme les précédentes, ces tumeurs peuvent apparaître sans cause connue, et être ou non précédées de carie dentaire. Des douleurs vives, profondes, lancinantes, continues ou revenant par intervalles, surtout la nuit, accompagnent presque toujours leur apparition et leur développement. Peu

(1) *Gazette médicale de Paris,* année 1850, p. 251.

remarquables à leur origine, ces tumeurs soulèvent les gencives dans une plus ou moins grande étendue; leur surface est lisse ou mamelonnée, revêtue par la muqueuse des gencives, dont elles ont d'abord la couleur. Plus tard, elles prennent une teinte violacée caractéristique. Leur accroissement, lent dans le principe, devient bientôt rapide, et elles peuvent acquérir des dimensions énormes, jusqu'au point de remplir la cavité buccale et de produire une difformité hideuse. Des crevasses irrégulières et des ulcérations se forment à leur surface et donnent issue à une sanie purulente fétide. Elles saignent avec facilité; mais, quand on les presse entre les doigts, elles ne se laissent aucunement affaisser; elles sont dures, résistantes et absolument indolentes au toucher.

En même temps qu'elles se développent ainsi dans la cavité buccale, ces épulies déterminent, dans les os où elles sont implantées, des altérations de plus en plus profondes. Le tissu osseux est détruit et résorbé, quelques-unes de ses lames se mortifient, de telle sorte qu'il peut offrir l'apparence de la carie ou de la nécrose. Consécutivement à ces altérations des os, des abcès se forment, de nouvelles fongosités apparaissent, et le mal s'étend de plus en plus, en profondeur et en surface. Toutes les causes d'irritation portées sur ces tumeurs ne font qu'activer leur développement. La ligature ou l'ablation sont inévitablement suivies de récidive, si l'on n'a pas détruit les racines du mal en agissant sur l'os lui-même. Le marasme et la mort peuvent survenir à la suite de ces tumeurs, lorsqu'elles n'ont pas été traitées à temps ou d'une manière convenable.

L'examen anatomique de ces épulies montre qu'elles sont formées par un tissu comme lardacé et cartilagineux, renfermant des noyaux osseux et prenant racine sur l'os, qui se trouve envahi et détruit en partie.

CHAPITRE TROISIÈME.

PATHOLOGIE.

L'étude à laquelle je viens de me livrer avait pour but d'établir, à l'aide de faits cliniques, l'existence des diverses espèces de tumeurs des gencives, et de déterminer les caractères propres à chacune d'elles. Il me reste, pour compléter ce travail, à profiter des notions déjà acquises, pour tracer la *pathologie* de l'épulie et poser les règles du traitement de cette maladie.

Commençons par rappeler notre *définition*.

« Je donne le nom d'*épulie*, *épulis* ou *épulide* (de ἐπὶ, *sur*, et οὖλον, *gencive*), à toutes les tumeurs fongueuses, vasculaires, dures ou carcinomateuses, qui, nées des gencives, du périoste alvéolo-dentaire ou des arcades alvéolaires, se sont développées dans l'intérieur de la bouche. »

Les *causes* de l'épulie ne sont pas bien déterminées. Le plus souvent, surtout dans les espèces les plus graves, cette maladie apparaît sans cause générale ou locale appréciable. Si l'on en croit Léveillé, les scrofuleux sont ceux qui en offrent le plus d'exemples, et elle pourrait aussi trouver sa cause dans les affections vénériennes ou autres, devenues constitutionnelles. La carie dentaire est une cause qui figure dans un certain nombre de cas ; d'autres fois, l'épulie a été précédée d'une fluxion sur les gencives, suivie ou non d'abcès ou parulie. La carie et la nécrose des alvéoles ont également été signalées. Il en est de même des irritations répétées des gencives, de l'usage d'aliments trop chauds, etc. Les contusions et les blessures des gencives peuvent aussi causer l'épulie ; on a vu une tumeur de ce genre suc-

céder à la lésion occasionnée par les fragments d'une coquille de noix. Enfin les fractures de la mâchoire peuvent
aussi lui donner lieu. Job à Méek'ren rapporte qu'un gros
et grand homme, jouissant d'une bonne santé, s'étant frac-
turé la mâchoire inférieure, avec perte de quelques dents,
dans une chute considérable, il lui survint une excroissance de chair, du volume du poing, laquelle le défigurait
beaucoup.

L'*âge* ne paraît pas exercer une grande influence sur la
formation de l'épulie; cependant cette maladie m'a semblé
moins commune dans l'enfance et la jeunesse que dans l'âge
adulte et la vieillesse. Il n'en est pas de même pour le *sexe*:
d'après le relevé de 22 cas où le sexe a été signalé, j'ai
trouvé 15 femmes et seulement 7 hommes.

Ces tumeurs *siégent* plus souvent à la mâchoire inférieure
qu'à la supérieure. Sur 21 cas où le lieu de leur implantation
est indiqué, j'ai trouvé qu'elles occupaient 13 fois la mâchoire
inférieure, 7 fois seulement la supérieure, et 1 fois les deux.
Elles peuvent se développer dans tous les points de l'arcade
alvéolaire, à peu près indifféremment; cependant il m'a
paru que l'épulie carcinomateuse naissait de préférence
vers les grosses molaires. Leur origine a lieu entre les dents,
ce qui est le cas ordinaire, ou bien sur les parties antérieures
ou postérieures des gencives; cette dernière situation est la
moins fréquente.

Le *volume* des épulies est fort variable. Au début ou dans
les premiers temps, elles sont nécessairement petites; plus
tard, elles peuvent égaler le volume d'une noisette, d'un
marron, d'un œuf, et même d'objets bien plus gros. Chez le
malade de Job à Méek'ren, dont il a été question, le volume
de la tumeur était si considérable, que, l'ouverture de la
bouche n'étant pas assez grande pour lui livrer passage, il
fallut diviser l'épulie pour en faire commodément l'extraction. Dans un des cas rapportés par M. Rigal, l'épulie

avait deux ventres, dont chacun égalait un œuf de dinde.

La *forme* de ces tumeurs n'est pas moins variable. Le plus souvent, elles sont arrondies et saillantes, à surface lisse ou mamelonnée; d'autres fois, aplaties en forme de champignon, ou présentant plusieurs lobes distincts. Fréquemment, elles offrent des sillons plus ou moins profonds, occasionnés par la compression des dents de la mâchoire opposée. La pression des organes voisins, tels que les joues, les lèvres et la langue, influe aussi sur leur forme.

Un grand nombre de ces tumeurs offrent un *pédicule* plus ou moins étroit et allongé; d'autres, au contraire, sont *sessiles*, ou même s'implantent par une base fort large, puisqu'on en a vu occuper toute ou presque toute la longueur de l'arcade alvéolaire.

Les épulies pédiculées sont généralement *mobiles*, quelle que soit d'ailleurs leur nature; il peut se faire cependant que leur grand volume s'oppose au déplacement, bien qu'elles aient un pédicule. Les tumeurs sessiles et à large base sont presque toujours immobiles; les épulies carcinomateuses sont surtout dans ce cas.

La *couleur* des épulies n'est pas toujours la même. Les unes offrent la coloration normale du tissu des gencives et de la muqueuse buccale, c'est-à-dire qu'elles sont pâles ou rosées; d'autres sont d'un rouge vif; beaucoup sont d'un rouge foncé ou tirant sur le brun; enfin il en est qui présentent une teinte violacée obscure. Cette coloration n'est pas sans importance, au point de vue du diagnostic et du pronostic. L'étude attentive à laquelle je me suis livré m'a montré que les épulies simples, fibreuses, fibro-plastiques et osseuses, conservent ordinairement la couleur normale des gencives ou sont d'un rouge vif; que la teinte rougeâtre appartient aux épulies fongueuses et érectiles, et que la coloration violacée caractérise presque toujours les tumeurs carcinomateuses.

La *consistance* de ces tumeurs est, jusqu'à un certain point, en rapport avec leur nature. Les unes, molles et dépressibles, se laissent facilement déchirer par les doigts et les instruments : ce sont les épulies fongueuses. D'autres, plus résistantes, mais diminuant de volume sous la pression du doigt explorateur, donnent une sensation de frémissement ou de pulsations artérielles ; ce sont les épulies vasculaires ou érectiles. Beaucoup sont dures, rénitentes, ne se laissant pas déprimer : ce caractère appartient aux épulies fibreuses, fibro-plastiques, osseuses et carcinomateuses. Enfin, quelquefois, la tumeur paraît molle, fongueuse et dépressible à la surface, tandis qu'une pression un peu forte indique que ses couches intérieures offrent une grande résistance : ce dernier caractère a été signalé dans un cas d'épulie carcinomateuse.

Bien qu'elles soient toujours fixées sur les gencives, les épulies n'ont pas toutes le même *point de départ*. La plupart sont implantées sur les gencives elles-mêmes, dans le tissu desquelles elles se sont formées, soit en conservant l'aspect de ce tissu, soit en donnant lieu à des fongosités ou à des tumeurs dures et bosselées. D'autres proviennent évidemment du périoste alvéolo-dentaire ; elles naissent dans la profondeur d'une alvéole et peuvent offrir l'aspect des précédentes, ou se présenter sous la forme de tumeurs fibro-cartilagineuses ou osseuses. Enfin, il en est qui ont leur point de départ sur les os maxillaires eux-mêmes : ce sont les plus graves de toutes, car elles tendent sans cesse à détruire et désorganiser l'os sur lequel elles sont fixées.

La *structure* des tumeurs des gencives a été bien peu étudiée jusqu'ici ; je n'ai trouvé d'indications anatomiques que dans quatre observations ; aussi, malgré les travaux micrographiques de M. Robin, cette partie de leur histoire laisse-t-elle à désirer. Toutefois, en tenant compte de toutes les données que possède la science, et en résumant l'étude clinique à laquelle je me suis livré, dans la deuxième partie de ce travail, je me crois autorisé à admettre les espèces suivantes :

1° *Épulie simple*, constituée par une hypertrophie ou un développement anormal du tissu propre des gencives;

2° *Épulie fongueuse*, caractérisée par une production de fongosités ou végétations charnues, mollasses, spongieuses, en forme de champignon, composées d'un grand nombre de vaisseaux et de tissu fibro-plastique ;

3° *Épulie vasculaire* ou *érectile*, « dont l'organisation paraît être la même que celle des tumeurs érectiles » ;

4° *Épulie fibreuse*, *fibro-plastique* ou *fibro-cartilagineuse*, constituée par un tissu blanc, serré, incompressible, ne se laissant pas écraser, ne donnant pas de suc cancéreux, peu vasculaire, à fibres ou à lames résistantes, entre-croisées dans toutes les directions. Elle est formée surtout par des éléments fibreux et fibro-plastiques ;

5° *Épulie osseuse*. Dans l'unique fait de ce genre que nous connaissions, la tumeur était formée, à l'intérieur, par un tissu osseux à mailles larges. D'autres tumeurs fibreuses ou carcinomateuses présentent aussi des noyaux ou des concrétions osseuses, ce qui semblerait prouver que ces productions n'ont qu'une importance secondaire, et n'influent pas sur la nature de l'épulie.

6° *Épulie carcinomateuse*. Cette espèce prend naissance dans le tissu osseux, qu'elle détruit et auquel elle se substitue. On l'a trouvée formée par un tissu dense, cartilaginiforme, offrant de la ressemblance avec le tissu cancéreux lardacé, et osseux en plusieurs points, surtout vers la partie centrale. Ces concrétions osseuses se rencontrent seulement dans la portion libre de la tumeur ; la partie qui est implantée sur l'os est formée par un tissu mou, qui provoque la résorption de celui-ci et la formation de petites esquilles. C'est ce qui en a imposé à certains chirurgiens, en leur faisant croire que cette maladie dépendait d'une carie ou d'une nécrose des os maxillaires. C'est à ces tumeurs que se rapportent les renseignements micrographiques fournis par M. Robin.

Les *symptômes* auxquels donnent lieu les tumeurs des

gencives sont communs à toutes les espèces ou particuliers
à certaines d'entre elles. Leur début passe généralement
inaperçu, quand il n'a pas été précédé d'une fluxion, d'un
abcès ou d'une carie dentaire. Cependant, quelquefois, des
douleurs vives, profondes, lancinantes, sans lésion appréciable des parties, ont annoncé leur apparition. Lorsqu'elles
sont encore petites, elles causent peu d'incommodité; mais,
à mesure qu'elles s'accroissent, elles troublent les fonctions
des organes voisins. Les dents sont d'abord déviées, puis
ébranlées et chassées de leurs alvéoles. La mastication est
gênée, car les mâchoires ne peuvent plus se rapprocher
complétement. La langue étant empêchée dans ses mouvements, la parole et la déglutition deviennent difficiles et
pénibles. Dans les cas où la tumeur prend naissance sur
les gencives intérieures, elle peut se prolonger vers le pha-
rynx et porter obstacle à la respiration. Ces incommodités
sont moins prononcées quand les épulies siégent à la face
externe des gencives; mais alors les joues et les lèvres sont
soulevées d'une manière difforme, les traits de la face sont
altérés, les lèvres repoussées en avant; la bouche, entre-
ouverte, laisse souvent écouler une salive gluante.

A ce degré de la maladie, la tumeur s'ulcère souvent, se
couvre de phlyctènes et sécrète une matière sanieuse ou
puriforme, d'une odeur extrêmement fétide. Les irritations
de toute sorte, ou simplement l'action de manger ou de
parler, déterminent un écoulement sanguin plus ou moins
abondant. Les douleurs, habituellement nulles ou très-
faibles dans les épulies fongueuses, fibreuses, etc., sont
vives, lancinantes, revenant le soir ou la nuit; dans l'épulie
carcinomateuse, dont elles sont un des caractères essentiels.
L'engorgement des ganglions lymphatiques sous-maxillaires
s'observe parfois dans cette dernière espèce.

La *marche* des épulies est ordinairement lente. Elles
peuvent rester stationnaires pendant des mois et des années, pour prendre ensuite un développement plus rapide.

On en a vu qui ont duré pendant trois, cinq, dix et même trente ans. Les tumeurs fongueuses et fibreuses sont celles qui restent le plus longtemps inoffensives. Les vasculaires et les carcinomateuses ont une marche plus rapide et tendent à amener la destruction des os sur lesquels elles siègent; leur *durée* moyenne est d'un à deux ans, mais elle peut être beaucoup plus courte.

On a prétendu que les épulies symptomatiques de la carie d'une ou de plusieurs dents disparaissent quelquefois spontanément après l'extraction de ces dents. Cela peut être vrai, si la tumeur ne consiste qu'en des fongosités d'un petit volume, et encore faudrait-il le prouver; mais il ne saurait en être ainsi pour les épulies vasculaires, fibreuses, osseuses ou carcinomateuses, en un mot, pour toutes celles où il y a des produits de formation nouvelle. Ces tumeurs ne rétrogradent jamais; toujours, au contraire, elles tendent à s'accroître à l'extérieur et sur le lieu de leur implantation. Si l'art n'intervient pas pour y mettre un terme, elles peuvent occasionner la mort par inanition, par asphyxie, par un épuisement graduel ou par une véritable ●achexie.

Le *diagnostic* de l'épulie se tire des diverses circonstances qui ont précédé, accompagné et suivi son développement. On ne saurait la confondre avec le gonflement des gencives, produit par le scorbut ou par l'action du mercure. On la distinguera du phlegmon et de l'abcès des gencives, ou *parulis*, à la douleur, à la chaleur, à la rougeur et à la tuméfaction, bientôt suivies d'un abcès qui s'ouvre en donnant issue à une plus ou moins grande quantité de pus. Les autres maladies avec lesquelles on pourrait confondre l'épulie sont les exostoses, les kystes, les tumeurs fibreuses et cancéreuses des maxillaires.

Les exostoses des maxillaires sont rares, elles ne siègent pas sur le bord alvéolaire; de plus, elles offrent une dureté remarquable, ont une base large et font entièrement corps avec l'os. Les tumeurs fibreuses ou carcinomateuses du sinus maxillaire se font quelquefois jour dans la bouche, à travers une ou plusieurs alvéoles; mais, en pareil cas, il existe toujours une déformation caractéristique de la face, qui indique l'origine du mal. Les tumeurs fibreuses et les cancers du maxillaire inférieur débutent par la base de cet os, qui augmente de volume et se déforme; au lieu que les épulies commencent par la surface des gencives ou par le rebord alvéolaire. Dans les tumeurs des maxillaires, ce n'est que fort tard que des fongosités s'élèvent des alvéoles, et que les dents sont soulevées et ébranlées; tandis que ces phénomènes marquent les commencements de l'épulie.

Le *pronostic* des tumeurs des gencives varie suivant les causes qui les ont produites, la nature des productions morbides qui les constituent et leur point de départ. Celles qui sont manifestement causées et entretenues par la carie d'une dent ou d'une portion d'alvéole cèdent sans peine aux moyens de l'art, et ne récidivent pas quand on a détruit leur cause, après les avoir enlevées. Les épulies simples, fongueuses et fibreuses, n'offrent de gravité que par les désordres locaux qu'elles entraînent; leur extirpation, convenablement opérée, n'est pas suivie de récidive. Les épulies carcinomateuses, provenant des os maxillaires, sur lesquels elles sont implantées, doivent à cette double circonstance une certaine malignité, qui peut amener leur récidive après l'opération, et même causer la mort. Il en est de même des tumeurs vasculaires érectiles, lorsqu'elles sont considérables et étendues au tissu osseux.

Si, comme on a pu le voir, les auteurs sont en désaccord sur la nature des tumeurs des gencives, je dois dire qu'il n'en est pas de même pour leur *traitement*. Les indications à remplir sont ici trop manifestes pour n'avoir pas été saisies par tous. Il faut: 1° détruire les causes de la maladie, s'il en existe; 2° enlever la tumeur; et 3° exercer, sur les·

parties d'où elle naissait, une modification qui empêche la récidive.

L'extraction des dents cariées ou fortement ébranlées est nécessaire dans tous les cas de tumeurs des gencives; la présence de ces ostéides, devenus de véritables corps étrangers, serait un obstacle à la guérison et pourrait provoquer la récidive après l'opération. D'ailleurs, le point de départ des épulies pouvant être dans les alvéoles, il faut découvrir celles-ci, pour les cautériser s'il y a lieu.

L'ablation des tumeurs peut être faite de diverses manières. Dans les épulies simples ou symptomatiques de la carie d'une ou de plusieurs dents, mais ayant un petit volume, on peut exciser la tumeur avec les ciseaux ou un bistouri courbe, et se contenter ensuite d'une simple cautérisation avec le nitrate d'argent.

La ligature peut convenir dans les tumeurs pédiculées, existant chez des sujets craintifs et méticuleux ; mais l'excision ou l'arrachement est généralement préférable. Ce moyen n'est réellement indiqué que dans les épulies érectiles pédiculées, dont l'excision pourrait donner lieu à une hémorrhagie; et, encore, les autres procédés me paraissent-ils beaucoup plus sûrs.

Certaines tumeurs dures, fibreuses et peu vasculaires, insérées aux gencives par une base étroite, peuvent être facilement arrachées avec les doigts ou les pinces de Museux. « Chez un officier qui vint nous consulter, au Val-de-Grâce, dit M. Bégin, une épulie du volume d'un œuf de pigeon, née du côté interne de la branche droite de l'os maxillaire inférieur, refoulait la langue et s'opposait à ses mouvements. En examinant la tumeur, je la trouvai supportée par un pédicule si étroit et si peu résistant, qu'avec mon doigt passé sous elle, et, formant le crochet, je l'arrachai sans effort et la sortis de la bouche. Après un écoulement peu considérable de sang, le malade sortit et n'éprouva dès lors aucune récidive. »

L'excision avec le bistouri est le seul procédé qui doive

être mis en usage, dans les cas de tumeurs volumineuses, à base large et profondément insérées. Il faut alors avoir le soin d'enlever toutes les racines du mal, en empiétant sur les parties saines et en mettant l'os à découvert, pour peu que l'on ait lieu de soupçonner que le mal s'étende jusqu'à lui.

Quelques chirurgiens, pensant à tort que les tumeurs des gencives ont toujours leur point de départ sur la partie saillante du rebord alvéolaire, ont érigé en règle générale, absolue, d'enlever largement, dans tous les cas, la portion d'os qui les supporte. Cette conduite est suivie par M. Velpeau, qui a même imaginé une pince tranchante, concave, destinée à réséquer d'un seul coup la tumeur et les portions osseuses sur lesquelles on la suppose fixée. Plusieurs membres de la Société de chirurgie, tels que MM. Verneuil, Gosselin, Forget et Lenoir, partagent cette opinion, qu'ils disent avoir mise en pratique avec succès. J'admets sans peine qu'un moyen aussi héroïque amène une guérison radicale; mais, avant de l'employer, faut-il encore savoir s'il est toujours nécessaire. Or les faits nous ont démontré que si, dans quelques cas, les épulies prennent leurs racines sur les alvéoles et les os maxillaires, le plus souvent elles naissent seulement des gencives ou du périoste alvéolo-dentaire. Pourquoi, dès lors, réséquer des portions osseuses qui pourraient être conservées avec avantage? Il faut, d'ailleurs, remarquer qu'en suivant le procédé de M. Velpeau, on agit au hasard; car ce chirurgien, pas plus que les autres que j'ai cités ci-dessus, ne paraît s'être attaché à déterminer les caractères cliniques des tumeurs qui naissent véritablement des os. Je repousse donc ce procédé, comme méthode générale d'opérer les tumeurs des gencives, ne réservant son emploi que pour les cas où l'on a d'avance la certitude que l'épulie provient de l'os.

L'excision ou la ligature, suivant les cas, pourrait suffire pour amener la guérison dans les épulies provenant du tissu propre des gencives, sans altération du périoste alvéolo-dentaire ou des os. Mais, comme on ne saurait avoir à cet égard une certitude absolue, la prudence exige que l'on cautérise la surface d'où elles provenaient, pour s'opposer à leur reproduction. Les caustiques appliqués dans la bouche seraient sujets à trop d'inconvénients, pour qu'on puisse les mettre en usage; c'est donc au fer rouge qu'il faut recourir dans cette circonstance. Ce moyen est surtout indispensable lorsque l'on a affaire à des épulies compliquées de carie des maxillaires, ou à des tumeurs carcinomateuses. On doit alors, avec un bistouri fort ou avec la rugine, enlever et détruire toutes les portions osseuses altérées, pour appliquer le cautère sur les dernières limites du mal. Si l'épulie provenait d'une alvéole, il faudrait porter dans son intérieur un cautère en roseau, afin de ne laisser intacte aucune des parties malades. Les tumeurs vasculaires et érectiles réclament aussi l'emploi énergique du fer rouge, non-seulement pour amener la destruction de toutes les portions osseuses altérées et prévenir la récidive, mais aussi pour arrêter l'hémorrhagie, qui dans ces cas peut être fort grave.

Les épulies vasculaires ou carcinomateuses, abandonnées trop longtemps à elles-mêmes ou traitées par des moyens inefficaces, peuvent se présenter dans des conditions qui rendent inapplicables ou insuffisants les divers procédés opératoires dont il vient d'être question. En pareil cas, la resection partielle ou totale du maxillaire peut devenir indispensable. On n'hésitera pas à y avoir recours, si cette opération est la seule chance de salut qui reste au malade.

Le traitement consécutif à l'opération de l'épulie est très-simple: il consiste dans le repos, une diète légère, et l'usage fréquent de gargarismes émollients dans le principe, astringents et détersifs plus tard. La cicatrisation de la plaie doit être surveillée attentivement, afin de réprimer les végétations qui pourraient se former, et d'appliquer de nouveau le cautère actuel s'il y avait tendance à la récidive de la tumeur.

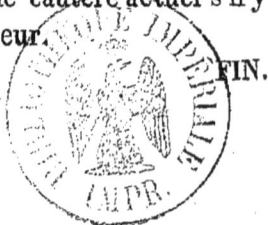

FIN.

TABLE DES MATIÈRES.

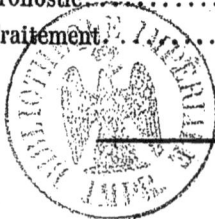